超声引导下甲状腺结节穿刺活检术实践与创新

主 编 章建全

主 审 唐 杰

副主编 闫 磊 沈 理

编 者（按姓氏拼音排序）

陈红琼（上海国际医学中心章建全超微创诊疗中心）

程 杰（上海国际医学中心章建全超微创诊疗中心）

金宇飙（上海市第一人民医院病理中心）

沈 理（上海交通大学医学院附属新华医院崇明分院超声诊断科）

闫 磊（中国人民解放军联勤保障部队第904医院苏州医疗区特诊科）

叶廷军（上海交通大学医学院附属瑞金医院病理科）

章建全（中国人民解放军海军军医大学附属第二医院超声诊疗科）

郑建明（中国人民解放军海军军医大学附属第一医院病理科）

周 伟（上海交通大学医学院附属瑞金医院超声诊断科）

人民卫生出版社

·北京·

图书在版编目（CIP）数据

超声引导下甲状腺结节穿刺活检术实践与创新/章建全主编. —北京：人民卫生出版社，2020. 11

ISBN 978-7-117-30753-6

Ⅰ.①超…　Ⅱ.①章…　Ⅲ.①甲状腺疾病-穿刺术-活体组织检查　Ⅳ.①R581.04

中国版本图书馆 CIP 数据核字（2020）第 199414 号

人卫智网　www.ipmph.com	医学教育、学术、考试、健康，	
	购书智慧智能综合服务平台	
人卫官网　www.pmph.com	人卫官方资讯发布平台	

超声引导下甲状腺结节穿刺活检术实践与创新

Chaosheng Yindao xia Jiazhuangxian Jiejie

Chuanci Huojianshu Shijian yu Chuangxin

主　　编：章建全

出版发行：人民卫生出版社（中继线 010-59780011）

地　　址：北京市朝阳区潘家园南里 19 号

邮　　编：100021

E - mail：pmph @ pmph.com

购书热线：010-59787592　010-59787584　010-65264830

印　　刷：北京顶佳世纪印刷有限公司

经　　销：新华书店

开　　本：787×1092　1/16　印张：8

字　　数：147 千字

版　　次：2020 年 11 月第 1 版

印　　次：2020 年 11 月第 1 次印刷

标准书号：ISBN 978-7-117-30753-6

定　　价：128.00 元

打击盗版举报电话：010-59787491　E-mail：WQ @ pmph.com

质量问题联系电话：010-59787234　E-mail：zhiliang @ pmph.com

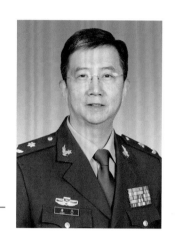

唐 杰

解放军总医院第一医学中心超声诊断科名誉科主任，主任医师、教授，博士生导师。目前担任解放军超声医学专业委员会主任委员、中华医学会超声医学分会常委、《中华超声医学杂志》(电子版)总编辑；曾经担任中国医师协会超声医师分会会长、中国医促会超声专业委员会超声分会主任委员、中国医学影像技术研究会超声分会主任委员、北京超声医学学会会长。以第一负责人承担课题19项，其中国家自然科学基金7项。以第一或通讯作者发表论文300余篇，其中SCI论文51篇。曾获军队科技进步一等奖1项，军队医疗成果二等奖1项，申请国家发明专利2项，实用新型专利1项。主编专著和教材6部，组织制订和出版超声检查指南4部。培养博士后4名，博士研究生35名，硕士研究生11名。曾获国务院政府特殊津贴、中央保健工作先进个人称号和全军保健先进个人、中国医师奖、解放军原总后勤部科技银星和优秀教师、解放军联勤保障部队十大服务标兵等。

主编简介

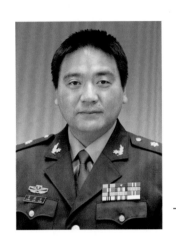

章建全

第二军医大学学士、硕士、博士毕业,留学日本东北大学医学院泌尿外科学专业。主任医师、教授、硕士生导师。中国甲状腺结节射频消融治疗技术与方法创始人,世界甲状腺结节微波消融治疗技术与方法创始人,中国非血管超声造影诊断技术与方法创始人。2012年入选中国百强名医。现任上海市社会医疗机构协会超声医学分会会长,中国医师协会介入医师分会甲状腺消融学组首届名誉主任委员,上海市抗癌协会肿瘤微创治疗委员会常委暨甲状腺消融学组组长,上海市卫生系列高级专业技术职务任职资格评审委员会成员,上海市医学会医疗鉴定专家库成员,上海长征医院住院医师规范化培训超声医学基地主任。曾任第二军医大学附属长征医院超声诊疗科暨超声诊断学教研室主任、党支部书记,中国抗癌协会肿瘤微创治疗委员会甲状腺热消融学组首任主任委员,上海市医学会超声医学分会介入学组首任组长,解放军超声医学专业委员会介入学组首任副组长。

领衔制订《中国甲状腺结节热消融术指南(2014版)》《乳腺良性结节微创旋切术指南(2014版)》《中国甲状腺结节热消融术指南(2016版)》《超声引导下甲状腺结节细针穿刺细胞学检查实践指南(2019版)》。发表中英文学术论文190余篇,专著2部。获批国家自然科学基金资助项目2项、军事医学课题1项。获军队医疗成果二等奖和三等奖各1项;获上海市医疗科技奖三等奖1项。获国家发明专利1项,实用新型专利12项、外观设计专利1项。获国家商标总局注册商标7项。获上海市医学会新技术新疗法5项。

　　甲状腺结节是十分常见的甲状腺疾病之一,超声对甲状腺结节检出率为 20%～76%,其中有 5%～10% 为恶性肿瘤。面对众多的甲状腺结节患者,鉴别其良、恶性的超声工作就显得十分重要。超声引导下甲状腺结节穿刺活检已成为甲状腺结节性疾病诊断的首选检查项目,已在全国逐步开展,为甲状腺疾病的个体化精准治疗提供依据,是甲状腺诊治决策的关键。由于超声引导下甲状腺结节穿刺活检属于有创的操作技术,受相应部位组织结构复杂、大血管多、穿刺技巧等因素影响,因此穿刺过程存在一定风险。尽管这项穿刺技术在不断被规范和推广,但是深度和富有经验地介绍此项技术的专著比较匮乏,由章建全教授主编的《超声引导下甲状腺结节穿刺活检术实践与创新》正好弥补了这一空缺。本书详尽介绍了超声引导下甲状腺结节细胞学和组织学穿刺器具、适应证和禁忌证、操作流程、标本处置、穿刺并发症和病理学检查;既包括超声引导下甲状腺结节的穿刺诊断,又包括甲状腺结节消融治疗后的疗效评估;同时还介绍了甲状腺肿瘤特异性标记物在诊断、鉴别诊断和预后判断方面的最新进展。在穿刺操作方面,编者介绍了多年积累的实践体会和创新经验,例如细针穿刺吸引取材(FNA)一次进针多针道取材的"9+X"针道,提出了对特殊类型甲状腺结节消融后即刻粗针活检的新模式。这些宝贵的创新经验将有助于我国广大介入超声医师和相关临床医师更好地、更安全地开展超声引导下甲状腺结节穿刺活检。本书内容全面、资料翔实、深入浅出、图文并茂,是一本具有很高学术和实用价值的专著。

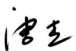

中国人民解放军总医院第一医学中心

2020 年 4 月

对于介入超声的感悟

甲状腺结节穿刺活检术看似"小事",实则"大事"。事之所以大,乃因活检术是为有"终审判决"之誉的临床病理诊断提供最客观材料,直接影响判决结果,左右治疗方案;亦在于其可造成严重并发症甚至威胁患者的生命安全。因此,把小事做好,才能把好事做大。

在三十余载介入超声诊疗工作生涯中,我逐渐领悟"原则精神""工匠精神"和"创新精神"的无限魅力和重要性,并坚持以之为自己从事医疗、教学、科研的准绳。

首先,是原则精神。我坚守介入超声的"三不原则",即不吃透针具的构造与性能不实施穿刺,不熟知患者的病情不实施穿刺,不亲自超声检查与评估不实施穿刺。对于穿刺活检术则再加上一条,即不落实好标本的病理检查或其他检验不实施穿刺的"四不原则"。我认为,坚守原则有助于戒除对工作有害无益的"三气",即浮气、躁气和牛气。

其次,是工匠精神。我崇尚介入超声的"工匠精神"。工匠精神是一种专注细节完美的精神境界,需要沉下心、凝住神,不断地追求卓越,患者至上,精益求精。介入超声诊疗如同外科手术一样,高度讲究动手能力,人工智能固然对手术治疗会有很大裨益,但是医师的眼、脑、手协同工作是永恒的。唯有秉持工匠精神,才能长久自觉创造、自持品质和自愿服务。

第三,是创新精神。我热爱介入超声的"创新精神",创新是发展的驱动力。总想触碰问题,总想解决问题,总是拿出解决问题的方法和手段,才能够保持创新的活力。介入超声脱胎于介入放射学,因创新而诞生,因创新而发展至今。未来介入超声更宽、更深、更高地发展,将更加需要务实、无畏的理论创新、技术创新、方法创新和人才创新。

对于本书内容的感悟

长期以来,肿瘤的手术病理诊断主要依靠术中肿瘤组织冰冻切片(frozen section)检查和术后肿瘤组织石蜡包埋切片(paraffin section)检查而获得。冰冻切片检查的特点是在手术中快速获得初步的病理诊断意见,石蜡切片检查的特点是在术后获得最终的病理诊断结论。

超声引导下穿刺活检术(ultrasound-guided biopsy,USGB)是肿瘤在治疗前便可获得病理诊断的重要手段,对甲状腺结节尤显重要。甲状腺结节组织结构特征(以超声影像特征加以展现)、穿刺活检器具性能(包括穿刺针具和引导穿刺的超声影像设备)、实施穿刺活检技能水平(包括穿刺操作人员和细胞涂片操作人员)等多种因素均可直接影响甲状腺结节穿刺活检的成败与取材的满意度。充分把握结节的个体差异,在选择穿刺活检的方式、时机以及标本处理的方式和病理学观察指标等内容时,应根据实际情况采取个体化方案,提倡多维度综合思考,聚焦超声影像特征,重视临床实践经验和操作技能,选用合适的穿刺器具,熟练运用穿刺操作技术,恰当地处理穿刺标本等,是实施高质量甲状腺结节穿刺活检的关键所在。

本书内容主要源自编者团队多年的临床实践经验与临床科研结果。行文突出细节处理,对针具的构造详细解析,对针具的性能全面剖析,对针具的使用科学分析。突出革新意识,力荐拨散法代替推片法作为首选的细胞涂片制作方法。对长期被误译为"徒手"的Free-hand概念正名为"无导针器法"。突出创新思维,构建了"9+X"针道的细针穿刺模式,提出了使用弹射式切割针(粗针)活检应遵循的五项基本原则和十条操作要领,提出了弹射式切割针的安全先知型和安全后知型理论,提出了对特殊类型的甲状腺结节消融后即刻粗针活检的新模式,提出了甲状腺结节消融区穿刺评估的分区理论。介绍了享有专利保护的原创性新型器材。上述内容在既往同类书籍较少述及,因此它们不仅是本书的亮点,更是作者的工作特色。

无论是细针穿刺细胞学检查术(fine-needle aspiration,FNA)还是粗针穿刺组织学检查术(core-needle biopsy,CNB),甲状腺结节穿刺活检都绝不是"一穿了事"。作者倡导应紧紧围绕穿刺的必要性、可行性以及风险性来界定穿刺活检的适应证与禁忌证,充分尊重临床医师、超声医师、患者三方的主、客观判断,突出考虑来自患者自身的风险性、穿刺者操作方法或操作技能的风险性、病理医师诊断能力的风险性。期待读者通过本书体会到贯穿穿刺活检全程的"责任心"和"责任制",以及对"患者安全"和"标本安全"的高度重视。

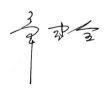

2020 年 10 月

目　录

上篇　超声引导下甲状腺结节细针穿刺细胞学检查术

下篇　超声引导下甲状腺结节粗针穿刺组织学检查术

上篇

超声引导下甲状腺结节细针穿刺细胞学检查术

Ultrasound-guided percutaneous fine needle aspiration of thyroid nodules for cytological diagnosis

一、概念

甲状腺结节(thyroid nodule,TN)的细针穿刺细胞学检查(fine-needle aspiration cytology,FNAC)包含两种主要操作:细针穿刺吸引取材(fine-needle aspiration,FNA)和光镜下标本材料的细胞学诊断(cytological diagnosis)。

(一) 细针穿刺吸引取材

细针穿刺吸引取材(FNA)是指使用外径≤20G(相当于1mm)的纤细千叶针,在超声影像实时引导和监控下经皮穿刺进入目标甲状腺结节内,拔出穿刺针的针芯后多次提插或旋转穿刺针,使针尖在目标结节内往复运动,于针腔内自然负压或人工负压吸引下(aspiration),目标结节成分受到针尖斜面锋利边缘的切割而脱落,并在负压吸引下进入针腔。因为穿刺针纤细,进入针腔的标本材料主要为从目标结节脱落下来的细胞群落、间质内的组织液以及细胞被针刺破后流出的细胞质成分。穿刺针退出体外后,采用注射器推注空气的方式将针腔内的细胞群落及液性物质喷涂至载玻片上或者注入液基细胞保存液容器中,交由病理医师实施后续工序,最终出具细胞学诊断。除了将穿刺标本用作细胞学检查之外,还可以提取其中的液性成分送至检验科,用于检测其细胞或组织特征性标志物,尤其是肿瘤特异性标志物(specific tumor marker),协助细胞学诊断甚或提供细胞学检查所不能发现的疾病信息。

(二) 穿刺标本细胞学检查

细针穿刺细胞学检查(FNAC)指病理医师对送检标本进行相关的染色处理后,在显微镜下观察标本内容物,获得细胞水平的诊断信息。染色方法包括常规的刘氏染色和特殊的免疫细胞化学法(immunocytochemistry,ICC)染色,染色方法不同,镜下观察的重点内容也就不同。当前,少数经过技术改进的FNA穿刺针具也可提取少量成型的颗粒状组织学标本,但是FNAC的主要功能仍旧是针对细胞层面上的结构与形态学信息分析,分析的重点则是细胞核的异常变化,而对细胞群落排列形态的评价能力较弱。甲状腺乳头状癌(papillary thyroid carcinoma,PTC)的细胞特征表现为核分裂象活跃、细胞核增大和核膜表面积扩增。光镜下增大的细胞核呈磨玻璃样改变,面积扩增的核膜突向核内形成折叠,折叠的程度、角度和方向可各不相同,在切面上或形成核沟(nuclear groove)或形成假包涵体(pseudo-inclusion body)现象(图1-1)。如此的特征性细胞核表现在滤泡性癌(follicular thyroid carcinoma,FTC)、髓样癌(medullary thyroid carcinoma,MTC)、未分化癌(anaplastic thyroid cancer,ATC)极少见到,因此FNAC对甲状腺乳头状癌的诊断效能较高,优先推荐使用。而对于滤泡性癌、髓样癌、未分化癌,FNAC的诊断效能较低,不优先推荐使用。

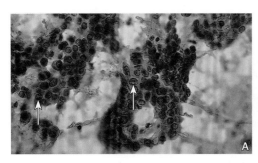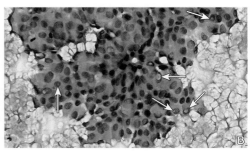

图1-1　FNAC诊断为甲状腺乳头状癌

A.超声影像疑似甲状腺乳头状癌结节FNA标本的常规细胞涂片及HE染色,光镜下见甲状腺滤泡上皮细胞呈不典型乳头状排列,核拥挤,可见核沟(箭头指示)(×400,图片由上海市第一人民医院病理诊断科金宇飚提供);B.另一超声影像疑似甲状腺乳头状癌结节FNA标本的液基细胞涂片,光镜下见甲状腺滤泡上皮细胞核呈磨玻璃样,核内可见假包涵体(箭头指示)(×400)。

　　FNAC尚可在FNA穿刺操作现场进行。对于训练有素、经验丰富的细胞学病理医师而言,制片、染色、读片过程耗时较短,5~10min即可作出诊断,促进了现场快速细胞学病理诊断工作的进步。

　　尽管FNAC已经成为甲状腺结节病理诊断的常用手段,但是仍需注意对其有所限制的某些特殊情形。例如,当前商业保险公司在处理健康保险理赔业务时,尚不认可细胞学诊断结论,仍会要求投保人出示组织学病理诊断报告。因此,在工作中我们很有必要提前了解涉及患者商业保险赔付的相关要求,并与患者充分沟通,如实告知,以便减少医患纠纷。

二、细针的构造

　　无论是何种品牌穿刺针,其基本结构都是千叶针(Chiba needle)的构造,包括针芯和针鞘(图1-2)。根据不同应用场景的需要,针芯和针鞘既可组合在一起,也可随时分开。细针构造工艺水平的优劣不仅影响穿刺术者的使用感受,也影响穿刺结果的质量。其工艺水平的评价要素至少应包括:①针芯尖斜面与针鞘尖斜面的吻合度;②针芯外径与针鞘内径的贴合度;③针芯与针鞘组合的牢固度;④针鞘外径的一致度;⑤针鞘外表面的光洁度;⑥针尖的超声反射程度等。细针的长度和外径规格颇多,长度5~

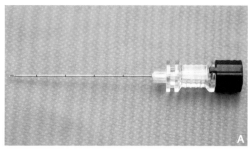
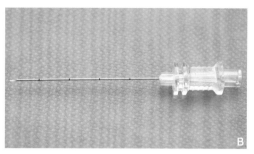
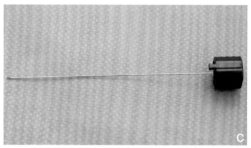

图 1-2　细径穿刺针的全貌（22G×50mm，PA）
A. 针芯与针鞘组合后；B. 针鞘；C. 针芯。

8cm，外径 25~20G，可适应不同穿刺目标和检查目的。

（一）针芯

为了防止细针在到达目标结节之前，穿刺路径上的其他细胞成分进入针鞘腔，污染随后提取的目标结节的标本材料，干扰细胞学诊断的准确性（图 1-3），穿刺进针时针芯（stylet）（图 1-4A）需与针鞘（sheath）组合后一起使用。

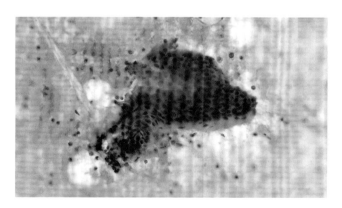

图 1-3　出现在甲状腺结节 FNA 提取物中的皮肤组织（HE，×400）
该组织颗粒来自穿刺针皮肤进针点处可能性最大。

【针芯尖】

前端尖锐，呈光洁的斜坡形单平面状（图 1-4B），而非圆锥形。其斜面角度与针鞘尖的斜面角度相同，针芯和针鞘组合后二者的尖端斜面须保持在同一个平面上（图 1-4C）。

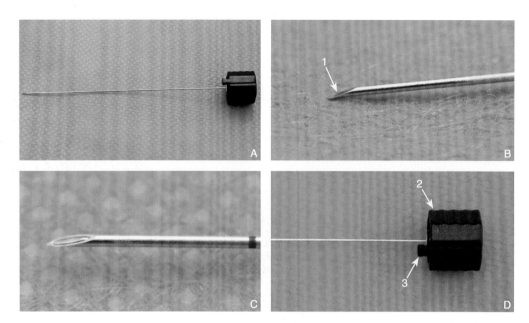

图 1-4　针芯的构造
A. 针芯全貌;B. 针芯尖(1)的形状;C. 针芯与针鞘组合后针尖的情形;D. 针芯帽(2)与锁扣卡(3)的形状。

若二者的斜面角度不一致,针芯尖或突出于针鞘尖外,或凹陷在针鞘尖内,都将影响穿刺进针的顺畅度。

【针芯帽】

针芯的后端为针芯帽(图 1-4D)。针芯帽的作用是覆盖在针鞘末端的针座上,针芯帽上的锁扣卡与针座上的锁扣卡槽切合在一起时,便固定住针芯,防止针芯松动。若针芯固定不牢,穿刺进针时针芯或前后松动或左右转动,也都会影响穿刺针操作的顺畅度。

(二) 针鞘

包括针鞘尖、针鞘体和针座(图 1-5A),是细针发挥穿刺注射与穿刺取材的核心部分。

【针鞘尖】

1. 针鞘尖形状　亦为斜面状而非圆锥形,有单一平面状、多平面状、平面与弧面相融合的复杂形状等。针鞘尖斜面的尖顶呈三角形,之后迅速演变为长椭圆流线型,最后平缓过渡到针体(图 1-5B)。如此复合形状的设计,使针鞘尖具有较高的锋利度,提开突破皮肤、皮下组织和穿刺路径上韧性较强组织的能力。

2. 针鞘尖锋利度的影响因素　针鞘尖锋利度(needle sharpness)与其斜面角度关系最为密切。在不为 0° 的情况下,针鞘尖斜面角度越小,针鞘尖越锋利;反之,针鞘尖斜面角度越大,针鞘尖越钝。针鞘尖斜面角度、针鞘尖长度与针鞘直径三者之间构成相互影响、相互制约的关系(图 1-6)。

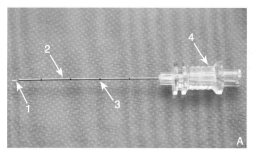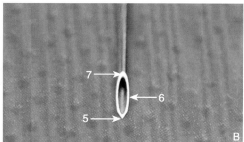

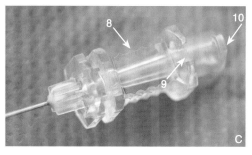

图 1-5　针鞘的构造

A. 针鞘的全貌(1-针鞘尖,2-针鞘体,3-长度刻度,4-针座);B. 针鞘尖的形状(5-三角形尖顶,6-椭圆形流线,7-向针体平缓过渡);C. 针座的形状(8-握持纹路,9-锁扣卡槽,10-注射器接合)。

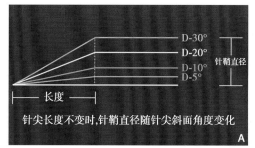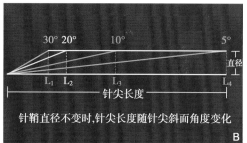

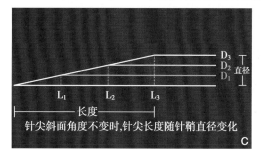

图 1-6　针鞘尖斜面角度、针鞘尖长度与针鞘直径三者间的相互关系

A. 针鞘尖长度不变时,针鞘直径和针鞘尖斜面角度呈正相关,角度越小直径(D)越细;B. 针鞘直径不变时,针鞘尖长度和针鞘尖斜面角度呈负相关,角度越小针尖长度(L)越长;C. 针鞘尖斜面角度不变时,针鞘尖长度和针鞘直径呈正相关,直径(D)越粗针尖长度(L)越长。

图 1-6A 示,当针鞘尖长度固定不变时,针鞘尖斜面角度越大,针鞘直径就越粗,针尖也就越钝,穿刺进针就会越困难;反之,针鞘尖斜面角度越小、针鞘直径就越细,针尖也就越锋利,穿刺进针就会越容易。但是,针鞘直径太细,针腔的容量就会减小,很可能导致穿刺取材数量的不足而降低细胞学诊断效能。此外,针鞘直径太细,针鞘的刚性就会不足,在进针时针鞘容易发生弯曲,不仅导致进针时针尖的突破力不足,而且在往复提插时针尖容易偏向,取材因此不精准。由此说明,确定合适的针鞘尖斜面角度显然很重要。

图 1-6B 示,当针鞘直径固定不变时,针鞘尖斜面角度越小,针鞘尖的长度就越长,虽然针尖更锋利,但是穿刺时针鞘尖因长度过长而容易超出目标结节甚至甲状腺包膜,降低了穿刺操作的安全性。显然还是说明需要确定合适的针鞘尖斜面角度。

图 1-6C 示,当针鞘尖斜面角度固定不变时,针鞘直径越细,针鞘尖的长度越短。与前两种情形相比,确定合适的针鞘尖斜面角度后,就比较容易兼顾适宜的针鞘直径和针鞘尖长度。

经对多种市售品牌的细针进行测算,发现针鞘尖斜面角度绝大多数为 10° 左右。图 1-7 示,当斜面角度为 10° 时,22G 细针的针鞘尖长度约为 2.8mm,23G 细针的针鞘尖长度约为 2.3mm。

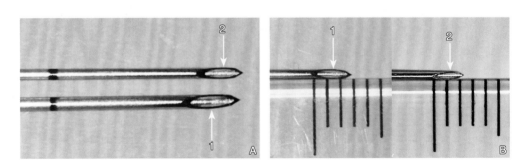

图 1-7   针鞘尖斜面角度固定时,针鞘尖长度随针鞘直径增大而增大
A. 外径 22G 和 23G 细针针鞘尖长度的直观比较;B. 二者针鞘尖长度的具体测值(1-22G 针鞘尖长约 2.8mm;2-23G 针鞘尖长约 2.3mm)。

【针鞘体】

针鞘体即针鞘尖与针座之间的部分,又称针杆(needle shaft),是穿刺时操作者持针、控针的主要部位(图 1-5A)。用于甲状腺结节 FNA 的细针,其针杆长度通常在 5~8cm。如前文所述,针杆刚性(rigidness of needle shaft)可明显影响术者对细针的穿刺操控。针杆的刚性不仅受其外径影响,也受其长度影响。外径相同时,针杆长度越长,穿刺进针时其刚性越显不足,针的操控性越差。例如,长度为 8cm 的 23G 细针,其针杆的刚性不仅低于长度同为 8cm 但外径略粗的 22G 细针,也低于外径同为 23G 但长度较短的 5cm 细针。针杆上有刻度标记,显示距针鞘尖的实际距离,便于穿刺操作者随时知晓穿刺针尖进入患者身体内的深度。某些细针在其针鞘前端使用激光制作刻痕,用以增强针鞘前端的超声反射波信号,提升针鞘前端和针鞘尖的超声影像清晰度(图 1-8)。

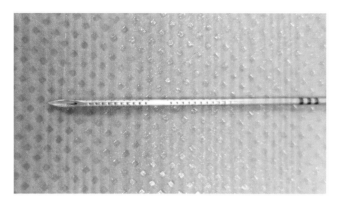

图 1-8　增强针杆超声反射信号的工艺技术

【针座】

针座系硬质塑料制成的膨大部,目前几乎不再有金属材质的针座。针座手指握持部的长度可容纳两根手指,握持部有防手指滑动的纹路,前后也均有阻挡手指滑动的挡板(图 1-9A)。针座上的锁扣卡槽与针芯帽上的锁扣卡切合后便可固定住针芯,防止其松动(图 1-9B)。

针座的末端内表面呈较为平缓的漏斗状,可接驳注射器、三通开关或延长管(图 1-9C)。有时注射器、三通开关或延长管与针座的接驳不严密,负压吸引时因接驳处漏气而不能吸得穿刺标本。穿刺针进入患者体内后,穿刺术者的注意力必须集中在超声屏幕声像图上,分秒不离地观察声像图上穿刺针尖所处位置。如若存在漏气问题,穿刺者势必放下超声探头,将注意力转移至查找和纠正漏气上来,那时除非将穿刺针拔出体外,否则患者体内的穿刺针就会脱离超声影像的监视;穿刺者还可能因为技术不娴熟或情绪不冷静出现操作失当,无意中造成穿刺针大幅度移动,发生意想不到的损伤。因此,术者应在穿刺进针前仔细检查,发现漏气隐患并及时予以纠正,以免在穿刺针进入患者体内后发现连接部漏气再临时查找和纠正。

图 1-9D 显示透明材质针座,便于术者及时透视针座腔内的有色标本,确定标本是否足量,决定是否结束 FNA。

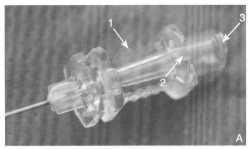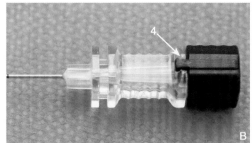
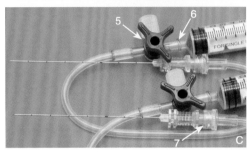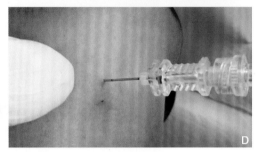

图 1-9 针座的构造

A.针座全貌,握持部分系防滑设计(1),锁扣卡槽(2),尾部内表面光滑且呈较缓的漏斗状,有利于直接连接注射器;此外,外表面有螺纹设计(3),便于和三通开关、延长管上的螺帽旋接;B.针芯帽覆盖住针座尾部,锁扣卡与针座锁扣卡槽已切合(4);C.通过三通开关式延长管(5)与注射器连接,两个连接处(6-三通开关与注射器连接处、7-针座与三通开关式延长管连接处)均有衔接不严密而漏气的可能;D.透明针座便于观察有色标本。

三、适应证和禁忌证

确定甲状腺结节 FNA 的适应证和禁忌证应重点考虑三个要素,即穿刺的必要性、可行性以及风险性。当结节具备穿刺必要性和可行性,且经过评估确认穿刺风险性不高或者可以有效地防范与化解风险,那么 FNA 的适应证(indication)即可成立。反之,虽然有穿刺的必要性,但是不具备充分的穿刺可行性,或者风险性极大且缺乏有效的防范或化解措施,那么 FNA 的禁忌证(contraindication)即可成立。

(一) 适应证

1. 临床诊治工作中,无论是在治疗前、治疗中或在治疗后的随访阶段,根据国内或国外相关临床学科实践指南或专家共识,认为有必要快速、微创地获取甲状腺结节病理学诊断证据者。

2. 超声影像高度疑似甲状腺乳头状癌、髓样癌或未分化癌等恶性肿瘤,需在外科切除手术前或超声引导下经皮消融治疗前明确病理性质者。

3. 甲状腺结节检查初期时无明显的恶性超声影像和/或临床证据,但是超声随访观察发现结节的实性区域动态增大、血流信号动态增多、出现沙砾样钙化或断续的环状钙化灶等征象者。

4. 超声影像显示清晰,且具有安全穿刺入路的甲状腺结节。

5. 超声影像诊断虽倾向于良性甲状腺结节,但患方要求获得病理诊断结论者。

6. 有必要经 FNA 行进一步甲状腺肿瘤基因检测者。

7. 超声影像高度疑诊甲状腺相关的颈部淋巴结恶性病灶或者不能排除恶性病灶可能者。

(二) 禁忌证

1. 患者存在严重出血倾向,如合并未治愈的凝血功能障碍(coagulation disorder)性疾病,或停止抗凝治疗未达相关药品说明书规定时长者(即使检验报告显示凝血功能指标正常)。

2. 患者存在尚未纠正的高凝血倾向,有发生颈内静脉血栓潜在风险。

3. 患者存在不稳定型颈动脉斑块,斑块有脱落的风险。需防范斑块脱落与 FNA 操作时机上存在巧合关联的潜在医疗风险。

4. 患者因意识障碍或颈部伸展障碍,或发生持续剧烈咳嗽,难以有效配合穿刺操作。

5. 少数因恐惧而不能配合穿刺的患者。

6. 超声影像不能清晰显示拟穿刺的目标甲状腺结节。

7. 无安全穿刺入路,且经充分液体隔离优化进针路径后仍无安全穿刺入路的甲状腺结节。

8. 最大径小于 3mm,且穿刺操作者没有把握准确穿刺命中的甲状腺结节。

9. 超声影像特征高度趋向于甲状腺滤泡性结节(follicular nodule),且经治医院病理科医师对滤泡性结节细胞学标本缺乏诊断经验时。

甲状腺结节十分常见,携带甲状腺结节的患者在临床各个科室中可见,各科室可从自身专业角度出发提出甲状腺结节 FNA 的请求。当前,不论实施甲状腺结节 FNA 的穿刺操作者是否来自超声医学专业,FNA 几乎都是在超声引导下进行。因此,FNA 是否可以实施,需充分尊重临床医师、超声医师、患者本人的主、客观判断,重视穿刺操作者的经验与技能自评。充分考虑来自患者的风险性、穿刺者操作方法或操作技能的风险性、病理医师诊断能力的风险性。对最大径小于 3mm,特别是位置特殊,穿刺困难的结节,应由细针穿刺经验丰富的医师实施或在其指导下实施 FNA,也可请求院外专家会诊支持。

四、操作流程

(一) 穿刺前准备

1. 询问相关病史　重点关注患者是否有利多卡因过敏史、缺血性心脏病史、高凝血病史(下肢静脉血栓、脑梗死等)、出血性疾病史,是否长期使用阿司匹林、波立维(硫酸氢氯吡格雷)、华法林、复方丹参滴丸等抗凝血或活血化瘀药物。纠正凝血功能障碍后,抑或停用抗凝药物达相关药品说明书规定时长(通常不得少于7d),方可实施穿刺。

2. **超声影像评估**　常规选用彩色多普勒超声诊断仪和高分辨率线阵探头进行扫查,对于引导微小结节穿刺宜选用较高频率(如10MHz以上)探头。在结节较大和/或突入胸骨后较深位置等特殊情况时,可选用超声穿透力较强的低频率小凸阵探头引导穿刺。术前由穿刺操作者对甲状腺左、右叶及峡部分别行自上而下全面扫查,确定拟穿刺目标结节是否真正来源于甲状腺或是否来自异位的甲状腺;确定甲状腺结节尤其是拟穿刺目标结节的数量、位置、大小、质地回声、血供状态、重要毗邻结构,并存储动态和/或静态图像。同时,仔细行双侧颈动脉检查,明确是否有斑块形成,评估斑块的性质及脱落风险。

超声影像评估时,需建立多发性甲状腺结节编号管理机制。对多发性结节,可能需要穿刺活检的仅仅是部分结节而非全部。穿刺活检术中,可能因为引导穿刺的超声设备与术前检查的超声设备不一致,或者因为液体隔离法导致结节移位,特别是前一个结节穿刺时发生腺体内新鲜出血而导致后续其他目标结节境界模糊,使得术者不能清楚地识别目标结节,容易导致遗漏穿刺、错误穿刺等混乱情形。为避免之,须提前对全部甲状腺结节进行编号,绘制好甲状腺结节分布和编号管理模式图(图1-10)。

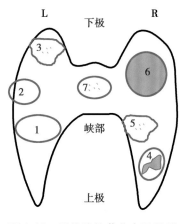

图1-10　甲状腺结节分布及编号管理模式图

根据患者甲状腺超声影像所见,绘制该示意图。图中对全部结节进行编号,各结节的定位(其中1、2、3、5号结节边界已接触甲状腺包膜,2号结节突向腺外)、外形、相对大小、质地性状(1、2号结节为完全实性,6号结节为完全囊性,4号结节为囊实混合性,3、5、7号结节含有微小钙化灶)等信息对穿刺术者具有术中实时参考价值,避免遗漏取材、错误取材等。

编号顺序可应穿刺操作者习惯而异,但是笔者建议遵从自左向右、自上而下的顺序习惯,即从左侧甲状腺上极结节开始,向左侧腺体中部和下极逐个结节编号;然后再从右侧甲状腺上极开始接续向右侧腺体中部和下极连续编号,峡部结节编号接续右叶最后一个结节进行;在甲状腺解剖示意图上,绘制全体结节的位置、形状、性状和大小分布图,对各个结节标注超声诊断倾向,以便供病理医师参考和后续有关对照研究。

穿刺术中,需对照事先绘制的甲状腺结节分布和编号管理模式图完成所有拟活检结节的穿刺取材,并在病理学检查申请单上标明每一份标本分别取自哪一个编号的结节,决不可发生标本来源不清甚至混淆的事件。

视频：FNA术前超声影像评估

待病理诊断结果明确后,再对照超声影像对各结节进行分析研究,建立以结节为核心的个性化病例档案。

3. 穿刺针具评估　根据结节的超声影像特征,准备好不同长短(针长 5~10cm)和不同粗细(外径 22~25G)规格的穿刺活检针,以及负压抽吸辅助用品(图 1-11)等。25G、23G、22G 的穿刺针分别与国内 5 号注射针、6 号注射针和 7 号注射针外径相近。经验证实,对于甲状腺富血供结节,穿刺针越细,标本中血液成分与结节细胞的构成比越低,即血液成分少,对细胞涂片的光镜下判读干扰小。反之,穿刺针越粗,标本中血液成分与结节细胞的构成比越高,即血液成分多,对细胞涂片的判读干扰大。术者可根据拟穿刺结节的血供状态及所具条件灵活配置选用穿刺针具。多个结节同时需要穿刺时,需一个结节对应使用一根穿刺针,不可以使用一根针穿刺多个结节,以免不同结节间标本混杂,影响细胞学诊断的准确性。在不具有上述的专业 FNA 细针时,亦可用 5~7 号普通注射针穿刺取材,但是很可能存在针长偏短、针尖较钝甚至带有倒刺的严重缺陷。穿刺进针时针尖斜面需背离患者皮肤,朝向探头,穿刺针与注射器连接时保持针尖斜面和注射器的刻度标记在同侧,这样有利于术者随时观察抽吸时注射器内的负压容量,以便间接了解负压大小;5ml 注射器容量过小,达不到所需的负压程度,而 20ml 注射器尺寸过大,不方便术者单人单手操作。

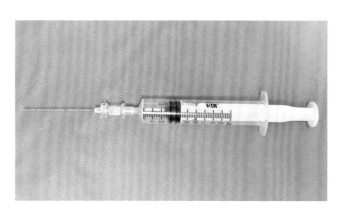

图 1-11　用于甲状腺结节 FNA 辅助抽吸的 10ml 注射器
穿刺进针时针尖斜面需背离患者皮肤,朝向探头,穿刺针与注射器连接时保持针尖斜面和注射器的刻度标记在同侧,这样有利于术者随时观察抽吸时注射器内的负压容量,以便间接了解负压大小;5ml注射器容量过小,达不到所需的负压程度,而 20ml 注射器尺寸过大,不方便术者单人单手操作。

4. 标本处置准备　根据经治医院病理医师的要求准备好载玻片(交由穿刺现场技术人员直接涂片)或液基细胞保存液容器(交由病理医师处置标本与涂片)。

5. 履行知情同意(informed consent)　术者充分告知患者或其家属穿刺活检的价值、风险、预期结果、术中和术后的注意事项。如需将穿刺标本送外院病理科检查亦须明确告知。如需同时行超声造影检查,则须告知造影的价值和风险。各项内容均须患者完全自愿接受或取得患者的同意,医患双方签署规范、有效的知情同意书。

需要强调的是,穿刺操作者必须亲自参与穿刺前准备,包括规范化超声扫查、存图,熟知患者情况,尊重患者知情同意等核心要求。

6. 知情同意书样例

甲状腺结节细针穿刺细胞学检查术前知情同意书

姓名:　　　　性别:　　　年龄:　　　ID 号(或住院号):

联系方式:

术前超声:甲状腺结节(□左侧　□右侧　□峡部　□单发　□多发　□实性　□囊性　□囊实性
　　　　　□富血供　□乏血供　□中等血供　□质地硬　□质地软　□中等质地)

手术名称:超声引导下甲状腺结节细针穿刺细胞学检查术

检查增项:□基因检测　□洗脱液特异性标志物检测

手术团队:　　　　　手术日期:　　　　　麻醉方式:

术中、术后可能出现的并发症(请勾选相应项目):

1. 疼痛　　　2. 出血　　　3. 过敏　　　4. 呼吸困难　　　5. 声音嘶哑

6. 饮水呛咳　7. 气胸　　　8. 手足抽搐　9. 食管损伤　　10. 气管损伤

11. 甲状腺功能指标改变　　12. 动静脉瘘或假性动脉瘤形成

本次穿刺活检手术的目的、意义及上述各种并发症条目均已由主治医师向患方详细介绍,患方表示理解并同意该次穿刺的实施。

服用抗凝血药物(阿司匹林、华法林、波立维、丹参、三七、银杏叶片等)的患者请确认停用该类药物已满 2 周或近 2 周未服用上述药物。

患者签字:　　　　　患者委托人签字:　　　　　谈话执行医师签名:
　　年　月　日　　　　　年　月　日　　　　　　年　月　日

(二) 穿刺操作

【患者体位与穿刺操作者站位】

1. 患者体位　患者取仰卧位。通过调节手术床或者使用质地柔软的垫子平整地垫在患者肩背后,使患者头部后仰,颈部保持合适的过伸位。不应要求患者自己做颈部过伸动作,因为一方面患者可能因颈部肌肉疲劳难以全程保持颈部过伸位,另一方面患者也难以做到恰当合适的颈部过伸。应注意不要使用质地较硬且不平整的垫子,垫子也不应放置在颈后部,以免造成患者不适而难以保持合适体位和良好的配合。对合并心肺疾病者必须进行心电、血压、血氧监测,并予吸氧(图 1-12)。某些鼻腔敏感度较高的患者,可以在鼻氧管持续给氧的情况下佩戴口罩,让患者在放松、舒适的状态下对其进行穿刺操作则更为安全、顺畅。

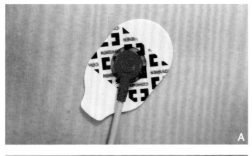
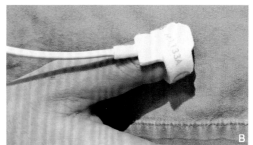
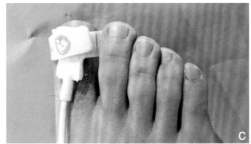
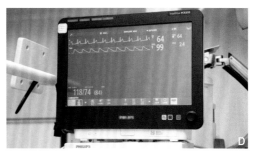
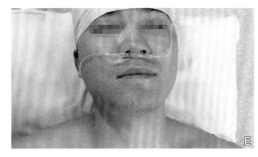
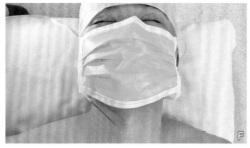

图 1-12　术中监测与给氧

A. 心电监护电极;B~C. 红外线血氧监测探头,可于手指或脚趾连续采集;D. 心电图、血氧饱和度、血压实时监测结果显示;E~F. 鼻氧管持续给氧。

视频:FNA术中患者体位及颈部过伸位的方法

2. 穿刺操作者站位　可取两种站位方式。

(1) 头侧朝向位:即穿刺操作者站在患者颈部右侧或左侧,面向患者头侧(图 1-13)。该站位方式与常规甲状腺超声检查时所取站位方式相同。其优点是穿刺声像图与常规检查声像图方位显示保持一致,有利于穿刺操作者准确判别甲状腺结节的上、下和左、右方位,不易发生目标结节的识别错误;缺点是穿刺操作者站位偏于患者颈部的右侧或左侧,距离甲状腺相对较远,容易造成穿刺操作者上臂肌肉和腰部肌肉疲劳。

(2) 足侧朝向位:即穿刺操作者站在患者头端,面向患者足侧(图 1-14)。此站位方式与常规甲状腺超声检查所取站位方式相反。其优点是穿刺操作者站在患者头端,因站位居中,故穿刺操作距离甲状腺较近,易于术者便捷、有效地掌控进针方向和深度,且术者的上臂肌肉和腰部肌肉不容易疲劳。此外,尚有利于发现和穿刺位置较深的Ⅵ、Ⅶ区淋巴结。缺点是引导穿刺时声像图与常规检查时声像图方位显示相反,容

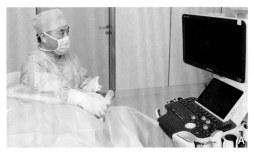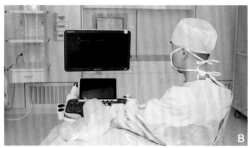

图 1-13   患者体位与穿刺操作者站位：头侧朝向位
A.操作者位于患者右侧；B.操作者位于患者左侧。

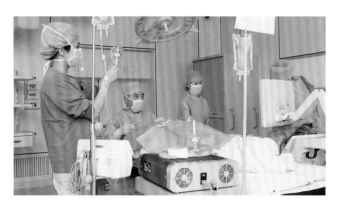

图 1-14   患者体位与穿刺操作者站位：足侧朝向位

易造成对此缺乏经验的穿刺操作者对甲状腺结节方位的误判，发生穿刺结节识别错误。但是，通过加强针对性适应训练，可有效提升此站位时的声像图方位正确识别能力。

通常情况下，操作者首选"足侧朝向位"且宜取坐姿实施超声观察、引导以及穿刺操作，不仅有利于保持身体重心平稳，还有利于减轻疲劳，便于专注穿刺操作。但须注意防范图像方位识别错误。

【消毒与麻醉】

1. 探头消毒   在引导实施甲状腺结节 FNA 过程中，超声探头必须直接接触穿刺术野皮肤，故超声探头须经合格的消毒和灭菌处理后方可使用。

（1）灭菌套隔离法：使用经过消毒灭菌处理的菲薄的塑料套，将探头及其缆线放入灭菌套内进行包裹隔离，再向灭菌套内注入少量生理盐水，驱除灭菌套与探头晶片匹配层间气体，封闭探头端灭菌套即可（图 1-15）。本法简便、实用，为目前常用方法之一。另一种灭菌套隔离法是使用灭菌的外科手套包裹探头，虽然更为方便，但是因手套尺寸仅能满足包裹探头，未灭菌的探头缆线仍处于暴露状态（图 1-16），可造成术野污染，不符合严格的无菌操作要求。

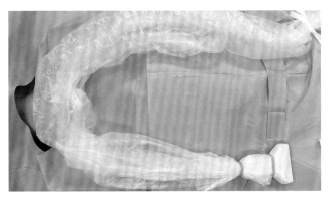

图 1-15　灭菌套包裹探头和缆线消毒隔离法

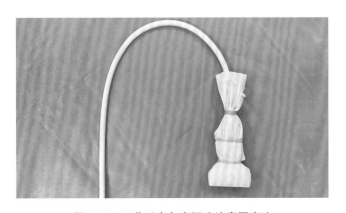

图 1-16　灭菌手套包裹探头消毒隔离法

ER-3

视频：超声
探头灭菌套
消毒隔离法

（2）熏蒸消毒法：在封闭的箱体中，上层放置超声探头，下层放置容器用于盛放福尔马林溶液（10%甲醛）和高锰酸钾粉末，两者混合后迅即产生雾状气体充斥于箱体中，消毒探头。因这种气体对呼吸道、眼结膜具有较强刺激性且有致癌风险，现本法已不再提倡使用。

（3）浸泡消毒法：将探头浸泡于消毒液（如戊二醛溶液）中消毒，因本法消毒耗时较长，效率较低，不能满足短时间内连续实施多名患者穿刺的需要，现已少用。

环氧乙烷消毒法、低温等离子消毒法虽然是当前医用消毒的主流方法，但是消毒周期长，手续烦琐。超声引导下穿刺活检工作的特点是短、频、快，即等候患者多、穿刺耗时短、消毒需快速，这两种主要消毒法反而不适用。

2. 术野消毒　甲状腺结节 FNA 过程中须严格遵守消毒、隔离和无菌操作要求。穿刺者佩戴无菌口罩、帽子、手套后，对穿刺操作区域皮肤（术野）进行消毒。推荐参照甲状腺外科手术的消毒要求，最小消毒范围应为穿刺进针点旁开 7~10cm（图 1-17），以确保穿刺者在有效的消毒术野内进行无菌操作。

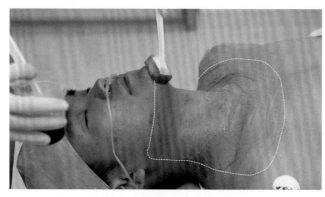

图 1-17　皮肤消毒范围建议

消毒范围上缘达颏下,有利于兼顾Ⅰ区和Ⅱ区颈部淋巴结穿刺活检;消毒范围下缘达胸骨柄水平,有利于兼顾Ⅶ区淋巴结穿刺;消毒范围外侧缘达耳垂竖直连线,有利于兼顾Ⅴ区淋巴结穿刺。

如此推荐术野消毒范围,缘于以下几种客观情形:

（1）用于引导甲状腺结节穿刺的高频超声探头,其宽度通常不小于 6cm,皮肤穿刺进针点通常需旁开探头约 1cm(端侧式穿刺入路),最小消毒范围直径应保持 10cm 左右,方可确保探头和穿刺针始终处于消毒区域内(图 1-18)。

视频:穿刺术者的无菌操作

视频:穿刺术野的消毒要求

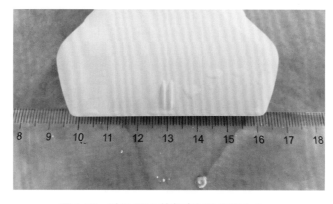

图 1-18　引导 FNA 的超声探头宽度为 6cm

（2）双侧甲状腺结节需同时实施 FNA 和/或甲状腺结节与颈部淋巴结需同时实施 FNA 者,消毒范围应充分覆盖多个皮肤穿刺进针点,尽量避免术中因临时扩充消毒而造成的诸多不利。

（3）部分甲状腺结节患者选择在热消融治疗术中进行 FNA,消融术的术野消毒范围需参照甲状腺外科手术执行。

消毒完毕后铺无菌手术巾。建议使用适合头部和颈部超声引导下穿刺操作的专业手术洞巾,例如专利产品"一种集约式颈部穿刺消融手术包"(专利号:ZL201620962117.2),其手术巾的大小能充分覆盖患者的头、颈、胸部;洞口呈椭圆形,适应颈部空间上下较窄、左右较宽的形状特点，洞口大小能充分显露颈部穿刺术野（图 1-19）。手术巾的材质建议使用轻质的无纺布，不建议使用质量较大的棉布，因为棉质手术巾较厚、较重，容易覆盖患者的口鼻，令患者产生明显的憋闷感，致患者术中配合度降低。

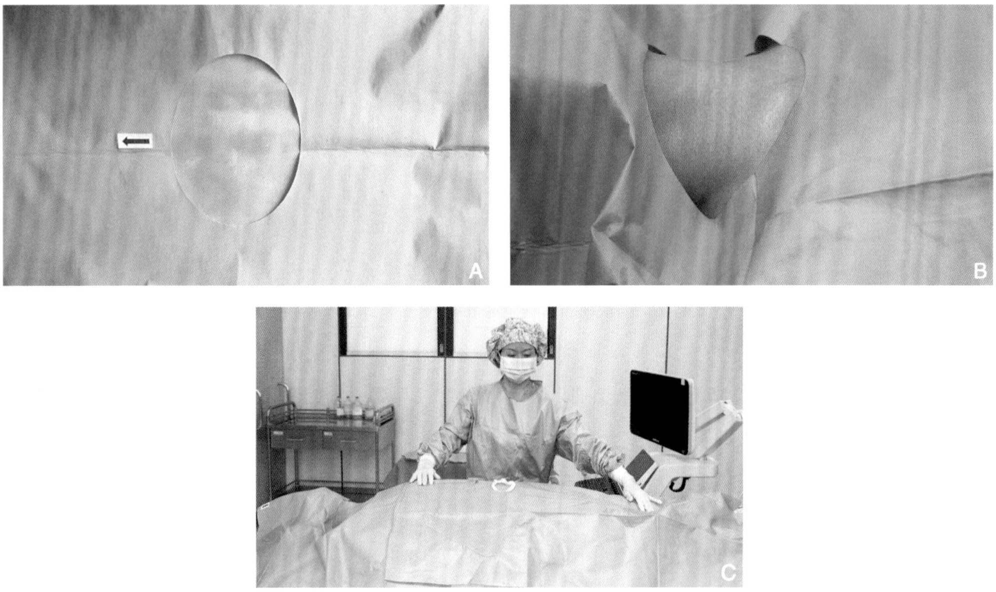

图 1-19　铺无菌洞巾

A. 去除洞巾覆盖叶前，孔洞呈椭圆形，上下径（长）13cm，左右径（宽）15cm，红色箭头指示朝向患者头面部；B. 去除洞巾覆盖叶后，孔洞大小可充分显露颈部术野；C. 洞巾与配套方巾组合后情景。专利产品《一种集约式颈部穿刺消融手术包》，ZL201620962117.2。

ER-6

视频：穿刺术野无菌覆盖保护

有些医疗机构缺乏专业的穿刺手术包，使用传统的腹水穿刺包、胸腔积液穿刺包、静脉切开包、换药包等类型产品代替，很有可能因手术巾的尺寸过小、没有洞口或洞口尺寸过小等原因，致穿刺操作时无菌要求落实不到位。此外，这些传统类型穿刺包中缺少配套的穿刺标本盛载工具，导致穿刺标本不能及时妥善存放和处置，干扰了细胞学检查的效率和效果。因此，建议在实施甲状腺结节 FNA 时尽可能使用所需物品齐全的专业颈部穿刺手术包（图 1-20）。

3. 局部麻醉　对于实施甲状腺结节 FNA，局部麻醉的镇痛作用已经充分。手术麻醉用途的利多卡因溶液的浓度绝大多数是 2%，稀释后使用则更为安全。使用 1% 利多卡因溶液 5~10ml，对皮肤穿刺进针点、皮下进针路径、甲状腺包膜进针点等处进行局部麻醉。除患者对常用局部麻醉剂过敏或者患者拒绝使用麻醉剂外，均应实施局部麻醉。注射麻醉剂前应做回抽动作，若见注射器内有回血则应停止注射。在超声引导下注射局部麻醉剂不仅可以提高穿刺路径及甲状腺前包膜处的镇痛效果，而且可防止麻醉剂误入血管或甲状腺组织内，故推荐使用超声引导下实施局部麻醉（图 1-21）。

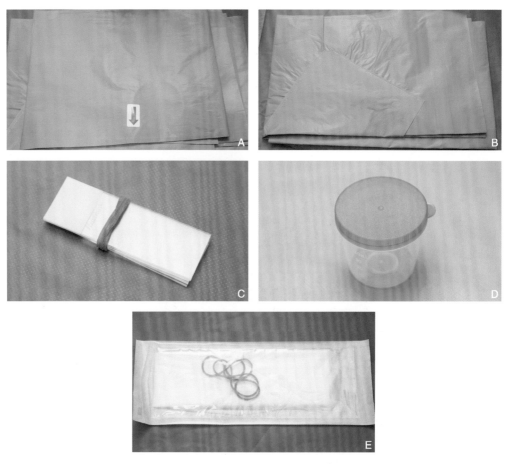

图 1-20　实施甲状腺结节 FNA 部分必须物品

A. 带方位标志的灭菌洞巾；B. 配套的灭菌方巾；C. 细胞标本载玻片；D. 液基细胞标本盒或组织学
标本盒；E. 灭菌探头隔离套。

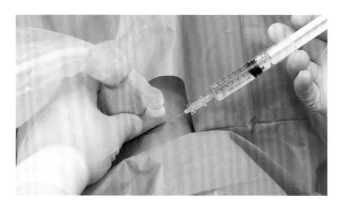

图 1-21　超声引导下实施局部麻醉

（三）超声引导方法

实施甲状腺结节 FNA 时，全程进行超声引导和监查是安全、成功取材的基本要求。根据穿刺过程中是否使用探头导针器（needle guide），超声引导方法分为有导针器法（needle-guide mode）和无导针器法（free-hand mode）两种。穿刺操作经验丰富者首选无导针器法引导穿刺；初学者可选择有导针器法引导穿刺。

【导针器概念】

在介入超声临床实践中有两种操作穿刺针的模式：一种是穿刺针经过引导装置进入患者体内，该模式借助引导装置将穿刺针具与超声探头锁定在一起；另一种是不使用引导装置，不将穿刺针和超声探头锁定在一起，超声探头和穿刺针具彼此分开，独立、自由、协同地操作。在英文文献中，引导装置的名称有 puncture attachment 或 needle guide，而其中文名称则有引导架、穿刺架等，究其核心功能就是为穿刺针提供引导，因此笔者在《关于准确理解介入超声 Free-hand 穿刺技术及其正确中文译名的商榷》中建议采用"导针器"作为穿刺针引导装置的学术名称，更加言简意赅，准确反映其功能，避免歧义。如此，可将超声引导方法命名为有导针器法和无导针器法。

【引导方法】

超声影像引导是穿刺针进入患者体内后如何前进、如何规避障碍、如何抵达穿刺目标的核心保证。因此，需要审慎选用合适的引导方法。

1. 有导针器法　本法使用导针器（图 1-22）。导针器设有多个可供穿刺针通过的隧道（或称导针槽），其内径与穿刺针外径相匹配，既能允许穿刺针顺利通过，又不会让穿刺针在其内很松动。穿刺针从导针器的导针槽抵达皮肤穿刺点进而进入患者体内。每个导针槽入口不同，但均共用同一个出口，由此构成穿刺针与探头的不同夹角，这种角度调节通常是间断、固定的，如 15°、20°、25°，不是任意的、无级的。导针槽设定在什么角度，穿刺针就以什么角度进针，并且在进入患者体内后不可以随意或随时改变进针角度。导针槽为穿刺针提供了确定的角度和稳定的支撑，不仅有助于稳定控制穿刺针的进针方向和进针深度，而且是提高穿刺精准度的重要保障。但是缺点也是显而易见的，导针器的穿刺角度可选择范围

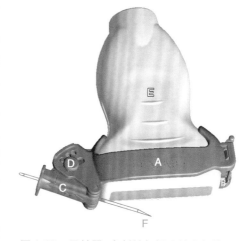

图 1-22　导针器、穿刺针与探头的空间关系
A. 导针器体；B. 导针器固定锁扣，解锁后架体脱离探头；C. 导针槽；D. 穿刺角度调节；E. 探头；F. 穿刺针（示意图）（该图片由江苏苏州立普医疗科技有限公司王宝中先生提供，笔者编辑加工）。

有限,如果实际穿刺角度小于或大于导针器的角度范围,那么导针器将会束缚和妨碍穿刺。不仅如此,当穿刺针进入患者体内后,目标结节的位置发生变化、穿刺路径上出现新的障碍、目标结节以外区域出现意外状况等均可能发生,遇此情形时由于导针器的束缚,穿刺针不能根据实际需要灵活地调整进针方向和进针平面,超声探头也不能灵活地扫查穿刺平面以外的区域。

　　2. 无导针器法　本法不使用导针器,穿刺针和探头均处于相对自由状态,穿刺过程中均不受导针器的束缚(图 1-23)。长期以来,英文文献中的 free-hand 一词被汉译成"徒手",其实无导针器法穿刺模式才是 free-hand 穿刺技术的真正所指。其优点有:①根据穿刺目标的位置及其变化,操作者可自由、精细地调整穿刺进针角度和方向;②穿刺过程中可灵活进行 S 形路径变换,以规避原定穿刺入路上的严重干扰,然后重新回到原入路方向;③可有效避免穿刺过程中因患者突然吞咽或咳嗽导致甲状腺大幅度位移所产生的腺体撕裂风险。但是,穿刺者需要经过一定的学习训练方能熟练掌握本法的操作技巧。

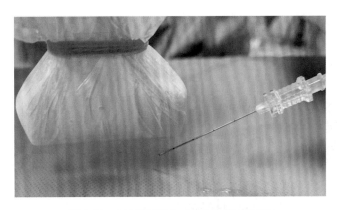

图 1-23　无导针器(free-hand)法示意图

　　甲状腺结节的超声影像表现受多种因素综合影响,如甲状腺结节的细胞构成、形状,胞核和胞质的比例,细胞排列的形态,滤泡腔的大小与一致性程度,滤泡腔胶质的丰寡与密度,间质内的血管、纤维、淋巴细胞及钙化等。各种因素影响程度不同,则会形成纷繁复杂的声像表现。借助 FNA 手段,运用各种病理学新技术,结合彩色多普勒超声血流图、弹性成像、超声造影等功能模态,对甲状腺结节内不同回声强度区域(借助灰阶直方图定量分析)、不同血供程度区域(借助超声造影定量分析)、不同硬度区域(借助弹性超声应变比或剪切波速度定量分析)开展深入的科学研究,有助于提高甲状腺结节超声影像的精准诊断,也必将促进甲状腺结节超声影像人工智能(artificial intelligence,AI)辅助诊断技术的发展和进步。

　　需要特别强调的是,部分临床科室或病理科应该摒弃仍在沿用的手触摸引导下穿刺(palpation-guided puncture)实施甲状腺结节 FNA 的工作模式。因为,一方面甲状腺乳头状癌直径可仅仅 1~2mm,如此微小的结节即使是位于甲状腺前包膜下或峡部,手也很难可靠地触及,更难准确定位;另一方面,即便是容易触及的较大结节,需要穿刺的也可能仅仅是结节内某个局部区域,触诊依然难以准确定位需要穿刺的目标。

随着新型颈部适形超声探头技术研究的不断进步,超声引导下 FNA 将在甲状腺结节病理学定性诊断和定量诊断领域发挥更加重要的作用。

(四) 穿刺入路

穿刺入路(puncture approach)或称穿刺路径,是指超声引导下穿刺针进入皮肤、皮下组织到达穿刺目标所经过的途径。采用不同的穿刺入路,可致穿刺效果和安全性差别较大。操作者应根据穿刺目标及其周围解剖结构特点,对探头超声束与穿刺针空间位置的交互关系予以不同组合,预先设计和确定安全、有效的穿刺入路。当穿刺针进入人体到达穿刺目标前和进入穿刺目标后,穿刺操作者需确保穿刺针尖始终处于超声影像清晰显示状态,并确认穿刺入路是否规避了危险区域、穿刺针是否准确命中目标、是否滑脱出目标、是否伤及目标后的重要结构等。

【探头中心平面】

超声束从探头连续脉冲式发出后在传播过程中经过聚焦系统连续动态聚焦(图 1-24A),原本较宽的声束演变成为无限细微的声束,声束最大聚焦平面就在探头晶片的 1/2 分割线上,即探头中心平面(middle plane of ultrasound probe),因此探头中心平

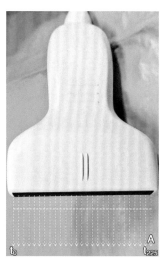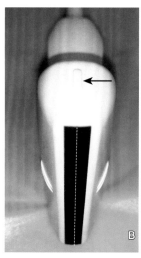

图 1-24　声束聚焦与探头中心平面

A. 以 256 通道(等同于压电晶片数)探头为例,超声束从第 1 个晶片至第 255 个晶片呈脉冲式发射,而非从 256 个晶片一起发射;经动态聚焦,声束在距离晶片某处达到最细,声能最集中(黄色虚线指示),其投影正好落在探头的中心平面上;B. 虚线指示探头的中心平面,通常探头的一端有中心平面的参照标记(箭头指示)。

面是超声声束最细、超声能量最集中之处(图 1-24B)。在聚焦平面以外的区域,声像图都不是最清晰的。穿刺针无论是从探头的端侧(图 1-25A~D)还是边侧(图 1-25E~H)进入探头声束区(声场),理论上都必须和声束聚焦平面亦即探头中心平面相交,才能获得最佳声像。

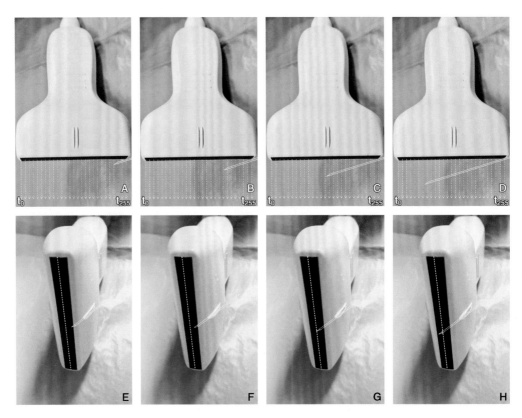

图 1-25　探头中心平面决定穿刺针的声像显示

A~D. 穿刺针从探头的一端进入超声场,必须平行于并行走在探头中心平面内才能被完整显示,如果只平行于而没有与探头中心平面相交则不能被显示;E~H. 穿刺针从探头的一边进入超声场,当针尖尚未到达中心平面时,针尖和针杆都不会被显示;当针尖抵达中心平面时,针尖的横截面被显示;当针尖越过中心平面时,显示的是针杆的横截面,针尖已不能再显示。由于仅针尖或仅针杆与中心平面相交,这种进针方式不可能显示完整的穿刺针影像。

【穿刺入路类型】

1. 端侧式入路(end approach)　指穿刺进针点选择在探头一端外侧进针(图 1-26),端侧式入路有利于穿刺全过程中清晰显示针尖、针体,穿刺操作安全性高,针尖位置显示确切,穿刺取材有效,可较好地提高操作者穿刺信心,是所有穿刺均适用的进针方式,建议首选采用。

2. 边侧式入路(side approach)　穿刺进针点选择在探头一侧中部的外侧进针(图 1-27)。穿刺针从边侧式入路进针时,针尖超声显示多数情况下既不够清晰,更不够确

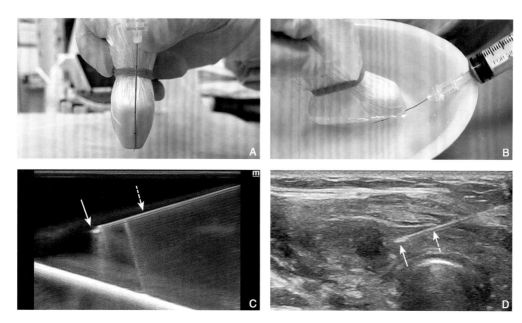

图 1-26　端侧式入路

A. 端侧面观,穿刺针位于探头晶片的中线位置;B. 边侧面观,穿刺针位于探头中心平面上;C. 水槽实验声像图清晰显示针尖(实线箭头指示)和针杆(虚线箭头指示);D. 甲状腺低回声结节穿刺声像图清晰显示针尖(实线箭头指示)、针杆(虚线箭头指示)。

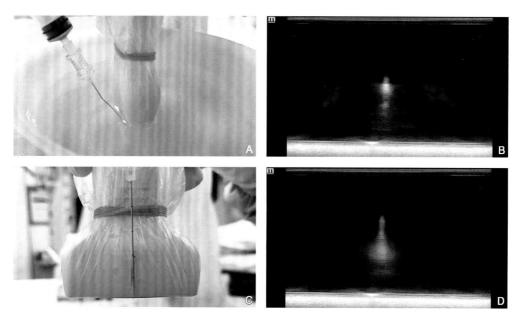

图 1-27　边侧式入路

A. 端侧面观,穿刺针从探头边侧以较大角度进针;B. 因穿刺针与超声束的夹角较大,声像图上穿刺针的横截面反射比较强,截面回声范围比较小(聚),不能确定是针尖抑或针杆的反射;C. 边侧面观,穿刺针从探头边侧以较小角度进针;D. 因穿刺针与超声束的夹角较小,声像图上穿刺针的横截面反射比较弱,截面回声范围比较大(散);仍旧不能确定是针尖抑或针杆的反射。

切。而穿刺过程中，全程清晰、连续地显示针尖的实时位置是安全、准确、有效实施 FNA 的关键。因此，边侧式入路的应用场景非常有限，且以下情形均不宜选用该穿刺入路：①穿刺目标较小，特别是<5mm 者；②穿刺目标位置过浅或过深；③穿刺目标深部有重要的结构，如颈总动脉、颈内静脉、气管等。

（五）穿刺抽吸

FNA 是借助针腔内负压吸引力而完成的，标本均是在负压作用下被吸入针腔。细针刺入目标病灶拔除针芯后，细针针腔内压力低于外界大气压，处于自然负压状态。提针时针腔内负压更加明显，负压将标本吸进针腔内，而插针时结节组织内压力将针腔内标本向针尾方向推挤。如此反复多次提插穿刺针，结节成分便可充入针腔。

遇结节质地较致密或伴有钙化时，针腔内自然负压不足以吸入足量的标本，需要在穿刺针针座连接上可造成更大负压的抽吸装置，如常用的 10ml 注射器。在人工回抽注射器持续提升针腔负压过程中，提插穿刺针可吸取较多标本。

因此，FNA 可分为非抽吸法（自然负压吸引法）和抽吸法（人工增压吸引法）两种方式。两者获得标本的充足性、满意度和诊断效能仍存在争议。

1. 非抽吸法　穿刺针不连接抽吸用注射器。穿刺针进入结节后拔出针芯，穿刺操作者来回提插穿刺针，并可配合来回捻转穿刺针，当穿刺针座处见有吸出物时即可停止操作，拔出穿刺针（图 1-28）。需要注意的是，本法没有使用人工辅助抽吸，完全依靠针腔的自然负压将目标结节标本吸入针腔，故又称自然负压吸引法（natural-vacuum assisted aspiration）。插针时不要堵住针座出口，以便针腔内气体排出，而提针时则需要堵住针座出口，以防止外界空气进入针腔，遵循这样的操作要求才能实现自然负压吸引。本法的优点是标本中血性成分相对较少，有利于更清晰的细胞学病理检查。

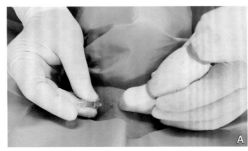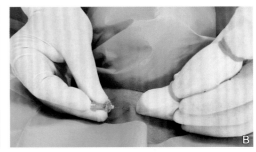

图 1-28　非抽吸法（自然负压吸引法）FNA

A. 插针，操作者示指未堵住针座出口，插针时针腔内气体被挤出到外界，标本进入针腔；B. 提针，操作者示指堵住针座出口，造成针腔与外界隔绝，针腔内形成负压，标本被吸入针腔。

2. 抽吸法　穿刺针连接注射器。穿刺针进入结节后，拔出针芯，将注射器直接或者通过延长管与针座紧密连接。持续抽吸注射器使得针腔连续保持在负压状态，穿刺操作者往复提插穿刺针至少 3~5 次,当穿刺针座处见有吸出物时即可停止操作,拔出穿刺针(图 1-29)。由于人工抽吸增大了针腔的负压,故又称人工增压吸引法(artificial-vacuum assisted aspiration)。本法的优点是可获取足量标本,缺点是标本中易混入血性成分,直接涂片检查容易干扰细胞学病理检查。

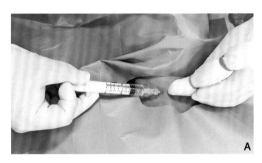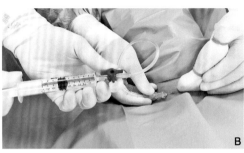

图 1-29　抽吸法(人工增压吸引法)FNA

A. 单人操作模式,注射器直接连接穿刺针;B. 双人操作模式,注射器通过三通延长管连接穿刺针。

视频:甲状腺结节抽吸法 FNA

采取何种取材方法,需综合分析结节的血供丰富程度、质地硬度、是否合并钙化等超声影像特征,并结合穿刺者的经验与习惯。对于血供丰富的结节,建议使用"非抽吸法"取材。对于乏血供、质地致密较硬,或伴有粗大钙化的结节,建议使用"抽吸法"取材。如果穿刺标本尚需以洗脱液的方式送检肿瘤特异性标志物,则需要尽可能减少血液成分的干扰,"非抽吸法"取材更为合适。

(六) 穿刺幅度与速度

提插穿刺针是获得标本的基本动作,应该如何把握提插的幅度和速度呢? 提插穿刺针时应保持足够大的针尖移动幅度,而非足够快的针尖移动速度。

1. 穿刺幅度足够大　在目标结节内针尖须作较大幅度来回提插移动,最理想的幅度是从目标结节的近穿刺点达其远穿刺点(图 1-30),以获取穿刺针道上最大量的标本。近穿刺点是指穿刺针刚进入目标结节的初始位置,远穿刺点是指穿刺针在不超出目标结节的前提下最远可以到达的终止位置。近穿刺点和远穿刺点之间便是目标结节的最大穿刺范围,亦即穿刺针的最大穿刺幅度。越接近最大穿刺幅度,针腔内获取的标本量就越多。

2. 穿刺速度不求快　穿刺速度是指提针和插针动作的快慢。在目标结节内近似原地快速、小幅度"颤动式"提插穿刺针是不合适、不可取的操作方式(图 1-31)。取材结束时,穿刺针退出结节时的速度亦不宜过快。

3. 不见针尖不动针　提插穿刺针时,声像图上务必保持清晰的针尖显示,始终坚持"不见针尖不动针",尤其是要坚持"不见针尖不进针"的原则,必须确保既安全又有效的穿刺取材。

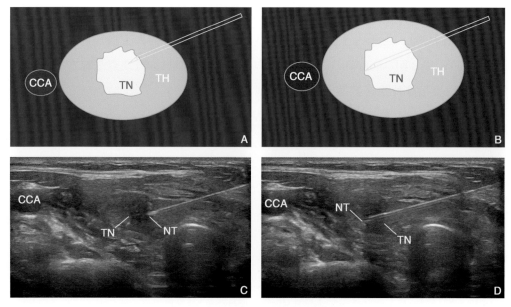

图 1-30　贯穿目标结节的大幅度穿刺

每次插针均贯穿结节,提插速度不快但幅度最大;取材部位比较广,取材数量比较多;A. 近穿刺点示意图;B. 远穿刺点示意图;C. 近穿刺点声像图;D. 远穿刺点声像图(TH-甲状腺,TN-甲状腺结节,NT-针尖,CCA-颈总动脉)。

ER-10

视频:最大穿刺幅度与适宜穿刺速度的 FNA

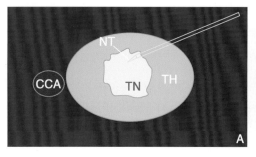
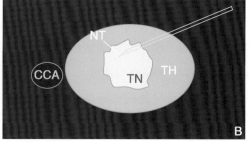

图 1-31　小幅度快速颤动式穿刺

系针尖提插速度较快但幅度较小的穿刺方式,取材部位比较局限,数量较少。A. 近穿刺点;B. 远穿刺点(TH-甲状腺,TN-甲状腺结节,NT-针尖,CCA-颈总动脉)。

(七)穿刺针数

准确取材、优质取材和足量取材直接关系到 FNA 病理诊断的效能与真实性。标本的质量和数量,除了受到负压吸引力影响外,还受到结节内部不同区域组织特性差异的影响。不同区域肿瘤细胞的分布密集程度、坏死程度、含胶质多寡程度均可能存在差异。因此,穿刺取材应尽可能包罗目标病灶的最广泛区域,尽可能降低因取材质量和数量的局限性而影响诊断的准确性。增加穿刺次数能有效减少穿刺标本不足的发生率,一般认为穿刺次数应不少于 3 次,因为 3 次穿刺能获得足够标本,且诊断符合率较高。更有甚者,一个结节的穿刺针数多达 11 次。以下两种方法可增加穿刺标本量。

【一次进针多点取材】

FNA 虽然微创,但也并非绝对安全,尽可能减少穿刺针的机械性损伤仍是提高安全性的有效保障。一针技术是从穿刺次数上将机械性损伤降低到最小程度。

1. 一针技术　一针技术（single puncture operation mode）是指穿刺针进入结节后，针尖仅在结节内做多次往复提插运动，穿刺针保持位于甲状腺内，不退出到腺体包膜外。大部分情况下，一次进针多点取材的部位和针数亦常因穿刺术者的习惯或现场操作情景而异，并无统一规范。为提升甲状腺结节 FNA 的规范性和严谨性，我们提倡基于"一针技术"的"9+X"针道穿刺取材模式，尤其是针对较大的结节可以最大化、全面化获取目标结节的标本材料。

2. "9+X"针道穿刺模式　该穿刺模式是指在甲状腺纵切面声像图上，将目标结节分为上（superior）、中（middle）、下（inferior）三个分区，然后在横切面上对每个分区再分为前（anterior）、中（middle）、后（posterior）三个亚分区，使用同一根穿刺针对 9 个亚分区相继、连续穿刺取材，对整个病灶一次进针，便可从 9 个针道上吸取标本。"X"是指不确定针数，若目标病灶内有微小钙化、血流信号异常丰富或无信号、弹性超声应变比值较大等特殊声像表现区域，则对其额外增加穿刺取材（targeted biopsy），吸取物涂布于另一张载玻片上，此即"9+X"针道穿刺模式的概念，亦称 SMIX（S-superior regions 上段，M-middle regions 段，I-inferior regions 下段，X-indeterminate lesions 不确定病灶）穿刺模式（图 1-32）。

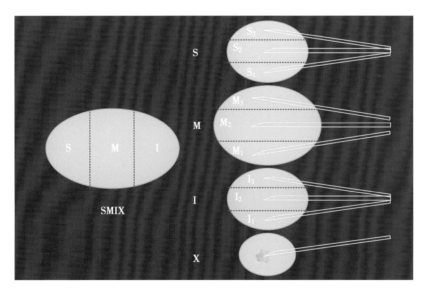

图 1-32　FNA"9+X"针道（SMIX）穿刺模式示意图

长轴切面上将甲状腺结节声像划分为上（S）、中（M）、下（I）三部分；短轴切面上再将各部划分为前（$S_3/M_3/I_3$）、中（$S_2/M_2/I_2$）、后（$S_1/M_1/I_1$）三部分，如此将结节 9 分区；X 为结节内任意位置上的钙化灶、或血流异常丰富区、或质地异常硬化区等。

"9+X"针道穿刺模式（nine-subregion systemic aspiration plus X targeted aspiration）的特点是尽可能兼顾取材部位的全面性和均衡性、取材数量的充足性、取材质量的优化性以及与声像图表现的对应性，是当前甲状腺结节 FNA 规范性和严谨性的集中体现（图 1-33）。

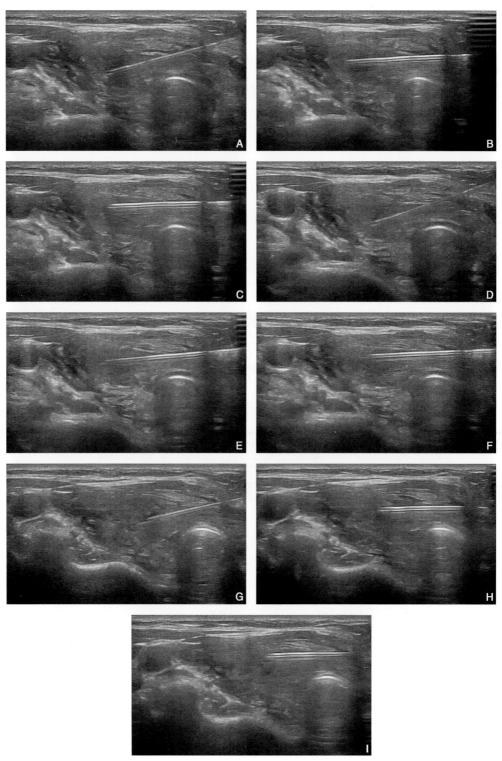

ER-11

视频：甲状
腺结节 FNA
"9+X"针道
穿刺模式

图 1-33　甲状腺乳头状癌结节 FNA"9+X"针道穿刺模式声像图

A~C. 对结节上三分之一段(S)的三个分区(S_1~S_3)取材;D~F. 对结节中三分之一段(M)的三个
分区(M_1~M_3)取材;G~I. 对结节下三分之一段(I)的三个分区(I_1~I_3)取材。

【多针次穿刺】

穿刺针进入体内、退出体外,计为一次穿刺。多针次穿刺指穿刺针多次进入体内并多次退出体外,本法虽然也可以增加标本总量,但显而易见的是因穿刺次数增多,将增加穿刺路径、甲状腺包膜、甲状腺实质的机械性损伤,亦容易增加出血并发症。

穿刺时必须现场确认标本量充足、达标,以免标本不足造成的二次穿刺手术。一次进针多点取材,尤其是"9+X"针道穿刺模式既能获取较为全面、充足的标本,又可减少多针次穿刺造成的损伤,对于较大的甲状腺结节可首选应用。

(八) 灵活运用液体隔离法

对于气管近旁尤其是 2~5 点位(以甲状腺横切面为参照表盘,于对侧腺体则应是 7~10 点位)的目标结节,穿刺操作宜选用"由内向外"穿刺法,同时操作者可使用液体隔离法(hydro-dissection maneuver)使目标病灶向外侧移位,增大端侧式穿刺进针的角度,以规避气管壁对穿刺针尖的阻碍,并改善穿刺针尖的显示清晰度(图 1-34)。对于位于 7~10 点位(对侧腺体应是 2~5 点位)邻近颈总动脉的病灶,也宜选用"由内向外"穿刺法(图 1-35)。同样,操作者也可采用液体隔离方法使得颈总动脉向外侧移位,增大目标病灶与颈总动脉之间的距离,避免误伤颈总动脉。

由于能够促使甲状腺结节或甲状腺周围毗邻结构移位,优化穿刺路径,营造安全操作空间,液体隔离法技术不仅仅对甲状腺结节热消融治疗十分必要,对实施甲状腺结节的 FNA 也具有重要价值。

在实施 FNA 时,应该关注和充分发挥液体隔离法的另一个重要作用,即判断拟穿刺的甲状腺结节与周围的毗邻结构是否存在粘连现象以及粘连的程度。随着超声引导下热消融治疗甲状腺乳头状癌临床应用的不断普及,肿瘤局部的浸润状态必须引起

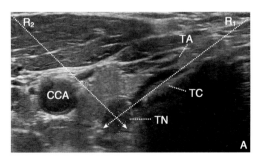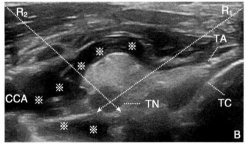

图 1-34　液体隔离法优化 FNA 穿刺路径

A. 目标结节(TN)紧邻甲状软骨,R₁ 入路时穿刺针伤及甲状腺上动脉前包膜支(TA)及甲状软骨(TC)的可能性较大,R₂ 入路时有可能伤及颈总动脉(CCA);B. 液体隔离后(※),目标结节(TN)与甲状软骨(TC)和颈总动脉(CCA)的间距均增大,无论是经 R₁ 入路还是 R₂ 入路,穿刺针皆可安全规避甲状腺上动脉前包膜支、软骨及颈总动脉(R₁:穿刺路径 1,亦称"由内向外"穿刺路径,即由颈中线向外侧穿刺进针。R₂:穿刺路径 2,亦称"由外向内"穿刺路径,即由外侧越胸锁乳突肌向经中线方向穿刺进针)。

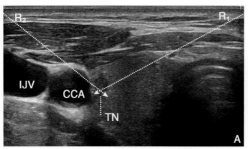
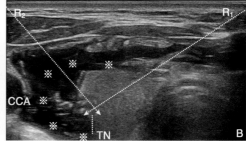

图 1-35　液体隔离法增强 FNA 操作的安全性

A. 目标结节（TN）紧邻颈总动脉（CCA），无论是经 R1 入路还是 R2 入路，穿刺针伤及颈总动脉的可能性均较大；B. 液体隔离后（※），目标结节（TN）与颈总动脉（CCA）间距增大，穿刺针可安全规避颈总动脉（IJV-颈内静脉）。

视频：甲状腺周围间隙液体隔离法

视频：液体隔离法的四大作用

术者的高度重视，需仔细评估癌结节对气管、食管、喉返神经、甲状旁腺、颈总动脉等重要结构的浸润情况，因为一旦癌结节侵入上述结构程度较深、范围较广，则热消融治疗或不能完全覆盖肿瘤整体，或很可能伤及与之粘连的重要结构。在实施 FNA 时，同时运用液体隔离法将及早掌握粘连的信息，对选择恰当的治疗手段意义重大。

五、标本处置与评估

（一）标本处置

【现场细胞学涂片】

穿刺针退出体外后，应迅速将针腔内标本转移至载玻片上，因为标本内的血液成分在数秒钟内即可发生凝结而淤积在针腔内，不利于取出标本和制作细胞学涂片。这是强调需在穿刺现场细胞学涂片（field cytological smear）的原因所在。将含有标本的穿刺针直接送至病理科再涂片的做法，显然是很不合适的。

1. 正确喷涂穿刺标本　使用清洁干燥的注射器抽吸空气后再与退出体外的穿刺针连接，将针腔内穿刺标本快速喷涂至清洁载玻片上。标准的载玻片包含两个功能区，即光洁的标本承载区和磨砂的信息标注区（图 1-36）。标本喷涂在标本承载区，但应靠近磨砂区喷涂，以便预留充足的推片距离，同时应注意避免标本飞溅而污染操作环境（图 1-37）。应于穿刺前在载玻片的磨砂区用可耐受酒精浸泡的铅笔或其他记号笔标注上患者的识别信息和标本的部位信息，以免混淆标本而造成识别错误。注射器中不可含有水分，以免稀释或损坏细胞标本。载玻片的正反面均需保持清洁、无油渍和污垢，拿取载玻片时应避免手指直接接触载玻片的正反面，以免穿刺标本与载玻片黏附不牢固而剥脱，或者因污垢而影响显微镜下观察。

2. 正确制作细胞涂片　标本越新鲜越有利于细胞学评估的准确性，故标本转移至载玻片后需立即制作成涂片。

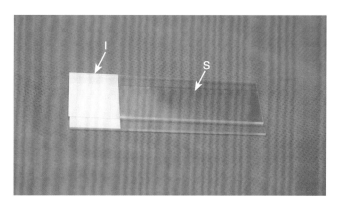

图 1-36　标准载玻片

I-信息标注区；S-标本承载区。

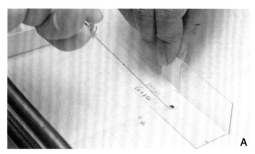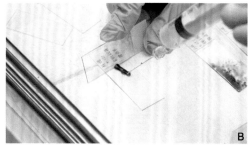

图 1-37　喷涂标本至载玻片

从哪个角度将标本喷涂至载玻片，可由操作者自行决定。推进注射器时避免用力过猛，并另用一张载玻片加以遮挡，防止标本溅出载玻片以外，保持操作台面清洁。A. 可喷涂面积较宽裕，标本不易溅出载玻片；B. 可喷涂面积较窄，标本容易溅出载玻片。

（1）拨散法涂片：该方法简称"拨散法"，是指用注射针将载玻片上的穿刺标本轻柔地拨散开（图 1-38），对较大的颗粒物可轻轻按压，予以压散、摊平，标本层厚度尽可能均匀。但是，需注意避免用针尖戳散穿刺物，以免损伤细胞，降低诊断质量。"拨散法"不仅操作简单，容易学习掌握，而且细胞因机械挤压而破损的程度极其轻微，细胞结构保真度高。经与细胞学病理医师商讨，认为"拨散法"尤其适用于甲状腺结节的

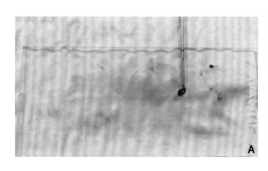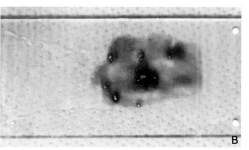

图 1-38　细胞涂片制作法（1）——拨散法

A. 标本比较稀薄，颗粒物不甚丰富，涂片范围略显宽泛；B. 标本稠厚适中，颗粒物丰富，涂片范围适中。

FNAC,值得优先采用。

（2）推散法涂片:该方法简称"推散法",是指用另一载玻片将标本推散,该载玻片可称为推片。推片与标本载玻片之间的夹角约30°,轻柔地推散标本(图1-39)。推片时操作要轻柔,防止过度用力而挤压和损伤细胞,降低细胞学诊断质量。该方法的缺点是不容易掌握适当的推片力度,细胞因机械挤压而受损的概率较高(图1-40)。此外,在载玻片数量准备不足的场景下,该方法有所受限。经与细胞学病理医师商讨,认为"推散法"更适用于血液系统肿瘤的细胞学检查。

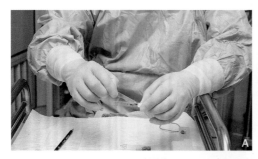
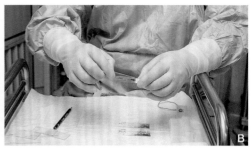
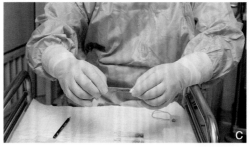

图1-39　细胞涂片制作法(2)——推散法

A.推玻片和载玻片以约30°夹角相交;B.推玻片接触标本后做短暂停顿,待标本沿着推玻片的接触缘向两侧散开,再向载玻片的末端轻柔地拉动推玻片,同时减小夹角;C.进一步减小夹角向前拉动推片,直至推片与载片分开;观察标本涂层是否厚薄较均匀,颗粒物是否丰富。

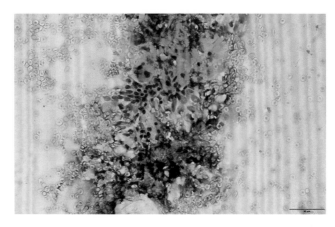

图1-40　过度用力推散致细胞破裂(×100)

（3）标本涂布厚度与范围：涂片厚薄要均匀，厚度要适中，不可太厚（图1-41），否则染色时表浅层细胞已着色，而深层细胞染色不良甚至未能着色，不仅会降低标本的利用度，也会降低镜下观察效果。需尽量使标本在显微镜下呈现平铺、单层、完整的细胞形态（图1-42A）。那么标本范围如何涂布才能合适呢？应该请教细胞学病理专家予以指导，并勤于总结提高。因为涂片范围太小，标本就会过于集中，细胞重叠严重，影响镜下观察（图1-42B）；而涂片范围太大，不仅分散了细胞，降低了视野内目标细胞的密度，而且使得原来可能存在的乳头状结构被推散，失去了重要的结构特征，诊断线索丢失。

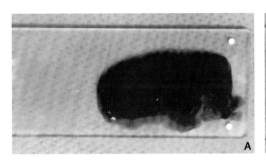
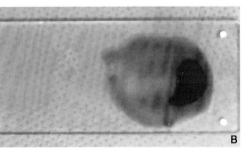

图1-41　标本层的适宜厚度

A.标本整体太厚，会导致染色不彻底、不均匀；B.标本的大部分区域厚度适中，肉眼即可透视，较厚的凝血块可以弃除。

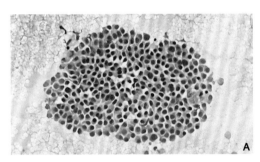
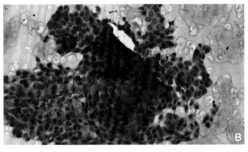

图1-42　涂片质量光镜下比较（×400）

A.平铺、单层、细胞形态完整清晰；B.未铺平、多层重叠、过于密集、细胞形态不清晰。

ER-14

视频：细胞学涂片的制作方法

3. 恰当处理富含血液的标本　对于富血供结节，标本中往往难以避免血液成分。如果穿刺标本内血液成分较多（图1-43），可以采取以下措施减轻红细胞对镜下标本观察效果的干扰。

（1）分摊法：将标本分散至数张载玻片，避免单张涂片标本过厚，削弱红细胞对其他细胞的覆盖程度。分摊法的弊端：如果标本中甲状腺细胞成分本来就少，那么分摊后的每一张涂片中甲状腺细胞将更少，每一张涂片都可能达不到有效的诊断结果。

（2）去血法：趁标本中的血液成分尚未凝固时，倾斜载玻片让血液流动到载玻片

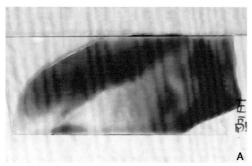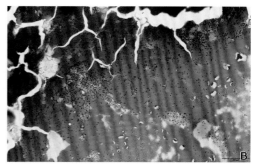

图1-43　标本中血液成分过多

A. 肉眼观标本量充足,但是以血液为主;B. 光镜下见红细胞过多(×100)。

的边缘,用滤纸或注射器将之吸除,仍存留于载玻片的标本,其中甲状腺细胞含量相对增多,可提高诊断效能。

(3) 穿刺操作时,根据具体情况在抽吸法和非抽吸法之间灵活转换应用。抽吸法穿刺获得标本含血液较多时,可以改为非抽吸法再次穿刺;非抽吸法穿刺获得标本含量较少时,可以改为抽吸法再次穿刺。

(4) 采用薄层液基细胞学检测(thin-cytologic test,TCT)技术,消除红细胞的影响,提高甲状腺结节细胞的观察效果。

4. 妥善保存涂片　涂片制作结束后,应迅速妥善保存,以防细胞接触空气发生肿胀而降低镜下观察质量甚或出现假象。有两种保存细胞涂片的方法:干片法和湿片法。

(1) 干片法:是指任涂片在空气中自然干燥,湿片法是指将涂片浸泡在95%乙醇溶液中。接触空气后,细胞尤其是细胞核很容易发生肿胀,细胞核细节信息因此而减弱甚至消失;失去细胞核特征信息,甲状腺乳头状癌的细胞学诊断将失去基础,诊断效能显著降低(图1-44)。而其他原本正常的细胞,如淋巴细胞却可能因为细胞核肿胀被误判为细胞核异型。由此可见,干片法更适合细胞涂片在短时间内可迅速送达病理科进行染色,甚或是在穿刺现场进行染色的工作环境条件,目前绝大多数医疗机构显然还难以具备这样的条件,故应该更加重视湿片法。

(2) 湿片法:要求涂片制作完成后及时浸泡在95%乙醇溶液中,不可待标本在空气中干燥后再浸入酒精中。即使标本中血液成分较多,亦无需担心置入酒精后标本会流失,流入酒精中的是血性成分,大部分甲状腺滤泡上皮细胞仍旧附在载玻片上。对于需要异地会诊的细胞学涂片,如运输途中不能持续浸泡在酒精中,则应在当地医院完成染色后再递送到异地进行会诊。

5. 涂片染色　由于标本染色效果直接影响细胞学诊断质量,而病理专业人员精通染色技术和技巧,故不提倡在穿刺现场由非病理专业人员进行涂片染色。

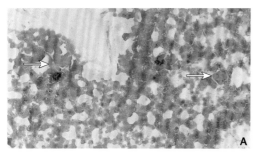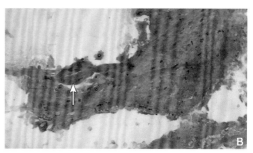

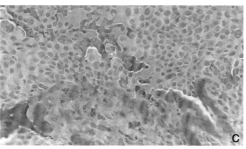

图 1-44　涂片染色前暴露于空气较久致细胞核肿胀而丧失核细节征象(×400)

A. 标本边缘区域镜下观,见大量红细胞,甲状腺滤泡细胞严重变性,未见滤泡结构;滤泡上皮细胞核肿胀,模糊不清,无核细节信息可见(箭头指示);B. 标本中央区域镜下观,甲状腺滤泡上皮细胞结构不清,未见滤泡结构;滤泡上皮细胞核肿胀,无核细节信息可辨(箭头指示);C. 另一例超声疑似甲状腺乳头状癌结节的 FNA 标本镜下观,因暴露于空气较久细胞严重退变,无法鉴别良恶性。

【薄层液基细胞学检测】

　　将针腔内标本喷注至事先标记好患者识别和取材部位信息的液基细胞保存液容器内(图 1-45),交由病理科医师完成后续处置和评估过程。操作者应注意观察散布于保存液容器内颗粒状标本是否丰富,如颗粒物较少则宜追加穿刺。TCT 技术可使红细胞裂解从而避免显微镜下红细胞对甲状腺结节细胞的干扰,显著改善甲状腺癌细胞核特征的镜下表现(图 1-46),提高诊断质量。但是,总体而言 TCT 技术获取的有效细胞数量少于直接涂片技术,我们推测可能是因为部分肿瘤细胞因结构脆弱也遭到了裂

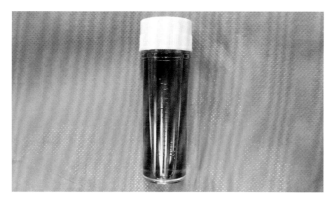

图 1-45　液基薄层检查技术细胞保存液

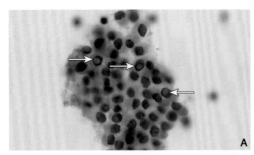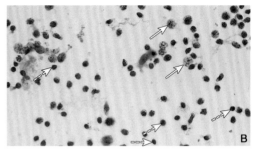

图 1-46　基于液基薄层检查技术的光镜下细胞核特征显示更加明显(×400)

A. 光镜下可见甲状腺细胞核增大,核内可见多量的假包涵体(实线箭头指示)和核沟(虚线箭头指示),诊断为甲状腺乳头状癌;B. 光镜下见到大量的淋巴细胞(虚线箭头指示),淋巴细胞有异型;此外尚可见少量甲状腺上皮细胞(实线箭头指示),无明显异形,诊断为桥本甲状腺炎。

解,也可能与离心后沉淀物没有物尽其用有关。

【细胞蜡块制作】

有鉴于组织石蜡包埋切片厚度均匀、可长久保存以及可进行多种方法检测诊断等优点,将细针穿刺所获得细胞群落集中在一起,用石蜡包埋制成细胞蜡块(cell block),然后采用石蜡块切片方式获得类似组织切片的细胞切片。使用细胞蜡块制成的切片,可长久保存,厚薄均匀;细胞更集中、背景干净,改善了传统涂片方法难以克服的细胞拥挤、堆积重叠的情况,更可以像组织切片那样借助免疫化学染色方法做更多蛋白、细胞因子和基因检测。

使用滤纸将细胞标本集中在一起是制作细胞蜡块的第一步。针腔内的标本可以直接推注在滤纸上;载玻片上剩余的标本可用针头使之聚集,凝结成块后,用刀片刮入滤纸;液基细胞保存瓶中的剩余标本液可倒入细胞蜡块制备管,经离心、固定等处理后,再置入滤纸。将滤纸包裹的标本进行固定、脱水、透明、浸蜡等一系列处理制成细胞蜡块。细胞蜡块可以连续性多张切片,分别进行 HE 染色、免疫细胞化学染色、分子检测等。免疫细胞化学染色可对标记物准确定位,连续的切片具有相似的结构,可对同一部位的多项染色进行比较和评价。由此可见,细胞蜡块切片对提高细胞学诊断的效能和准确性要远远胜于传统的细胞涂片。但是制作细胞蜡块比直接涂片染色观察所需步骤更多、耗时相对较长,且取材时标本内细胞量的多寡使得并非每一例均能取得充分有效的组织制成细胞蜡块。需要注意的是,细胞蜡块虽然将目标病灶的细胞集中在一起观察,但是它们绝不是自然结构的镜下展现,而是"人为地聚拢",所见到的细胞排列也非其在病灶内的自然排列状态,更不可能观察到间质、血管、包膜等组织结构。

【穿刺物洗脱液制备】

常规方法取出针腔内标本后,针腔内壁上仍可能有穿刺物残留的细胞液或组织液成分,使用 1ml 生理盐水或特定试剂予以冲洗针腔,盛放于试管内,即可制成细针穿刺物洗脱液(FNA eluent)。制备细针穿刺物洗脱液可以物尽其用,珍惜穿刺标本,拓展诊断手段。例如检测穿刺物洗脱液中的有关分子或基因,可有助于分析目标结节的起源以及判断其恶性肿瘤的类型。

FNA 穿刺物洗脱液可用于检测甲状腺癌特异性分子标记物。目前,研究比较成熟的分子标记物包括:RET/PTC、RAS、PAX8/PPARγ 和 BRAF,与甲状腺癌的发生相关。其中,*BRAF* 突变、RET/PTC 重排与甲状腺乳头状癌高度相关;*RAS* 突变、*PAX8/PPARγ* 重排可能与甲状腺滤泡癌有关;甲状腺髓样癌可进行降钙素测定。联合应用术前 BRAF 基因检测,FNA 的敏感性和准确性可从 76% 和 79% 分别上升至 92% 和 91%。

FNA 穿刺物洗脱液还可用来检测甲状腺激素(TT_4/TT_3)、甲状腺球蛋白(TG)、癌胚抗原(CEA)、降钙素(CT)、甲状旁腺激素(PTH)等蛋白质或多肽链,了解目标结节中甲状腺激素水平与结节周围腺体组织和外周血中的甲状腺激素水平的比值,有助于判断目标甲状腺结节是否为高功能性结节,对高功能腺瘤的诊断将会更为精准和科学。如果洗脱液中 CT 或 CEA 水平较高,则提示需要确定是否为甲状腺髓样癌结节。如果洗脱液中 PTH 水平增高,则提示可能为甲状旁腺来源的结节。

ER-16

视频:FNA提取物洗脱液的制备

(二) 标本评估

1. 现场快速细胞学评估　现场快速细胞学评估是一项由训练有素的细胞学技师或细胞学病理医师对穿刺标本当场立即涂片、染色和显微镜下观察分析的技术。其价值主要体现在能及时评估所得穿刺标本的满意程度,对标本不满意者可现场指导重复穿刺,从而提高当次 FNA 的诊断效能,减少日后重复 FNA。此外,现场涂片、染色和读片,可充分发挥标本新鲜度对诊断质量有利的优势。其缺点是因等待评估结论穿刺过程有所延长,费用也较高,并且受到医院病理科人力资源、技术水平的制约,仅适合有快速细胞学评估条件的医院开展。

2. 肉眼观察标本颗粒物丰度预判标本满意度　当不具备现场快速细胞学评估条件时,通过培训非细胞学医师对置于载玻片上的标本或液基保存液中的标本进行现场裸眼评估的技能,具有较高的可行性和一定的实际效果。现场观察发现标本稠厚,意味着标本中细胞数量更多、更充分,显微镜下的细胞学诊断效能更高(图 1-47)。反之,标本稀薄则提示细胞量可能不足,影响细胞学诊断效能(图 1-48)。标本中颗粒物丰富者,意味着镜下细胞量较多,易获得有效诊断,得到阳性结果的比例也更高(图 1-49);颗粒物较少甚或无颗粒物者则反之。尽管现场裸眼评估不能代替镜下分析,但通过评估可合理调整穿刺针数,增强操作者穿刺成功的信心。

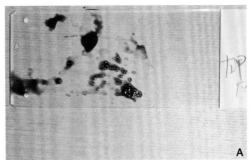
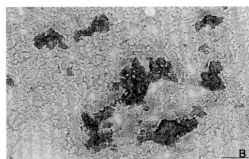

图1-47　标本稠厚、颗粒物丰富

A.肉眼观标本量充足,肿瘤组织颗粒较多,血液成分较少;B.光镜下见肿瘤细胞多,红细胞较少(×100)。

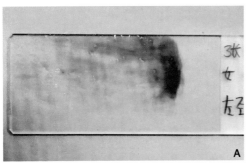
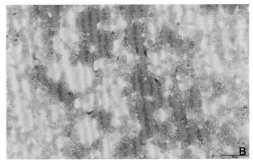

图1-48　标本稀薄、颗粒物稀少

A.肉眼观标本量不足,质地稀薄,以胶质成分为主;B.光镜下见标本稀薄,红细胞多,胶质多,甲状腺滤泡细胞极少(×100)。

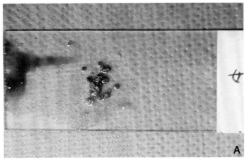
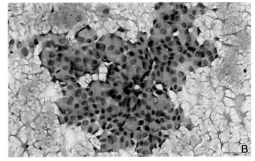

图1-49　标本量多、颗粒物丰富

A.肉眼观颗粒物丰富,血液成分较少;B.光镜下观乳头状癌肿瘤细胞的细胞核明显(×400)。

充分发挥病理医师或受过专门训练的医护技人员的技术能力,于穿刺现场裸眼观察并初步判断标本中颗粒物是否丰富,以指导当场是否需要继续穿刺取材。但是,不应将标本的裸眼观察结果与其病理性质作等同关联。

（三）标本储运

在今后相当长的时间内,穿刺活检病理检查都将是临床病理诊断的主要途径之一。标本是病理检查的直接对象,病理医师可以不见患者却必须接触标本。无论是哪种形式的穿刺标本,对其储存和保管都离不开载玻片、容器、保存液或固定液。然而,尚有部分医疗机构或科室对穿刺活检标本的管理水平参差不齐,不规范、不严谨的隐患尚较明显,有的医院甚至出现事到临头找不到标本载玻片、标本盒、固定液等,使得严谨的医疗工作显得凌乱,穿刺标本的管理现状不容乐观。此外,尚有不少医院因需要将穿刺标本送至能力更强的其他医院请求会诊,在运输途中损坏、丢失、弄错标本的差错纠纷时有发生。由此看来,重视穿刺活检标本的储存、保管、运输是各级医疗机构的共性要求,否则极易影响患者的诊治,引发医疗纠纷、事件。

实用新型专利产品"一种集约式病理检查标本储运盒"(专利号:ZL 201720877179.8)集细胞涂片固定液容器、液基细胞固定液容器、组织固定液容器、洗脱液容器等功能于一体,能够对各种类型的穿刺病理标本及各种必需的辅助材料进行统一存储(图 1-50),物品齐备、功能齐全、使用方便、安全性好,值得参考与使用。

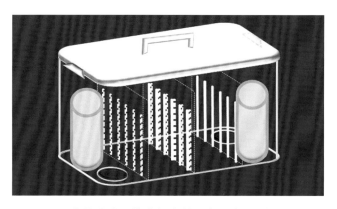

图 1-50　集约式病理检查标本储运盒示意图(专利号 ZL 201720877179.8)

六、并发症及其处置

（一）出血

细针穿刺活检的主要并发症是局部出血,发生率约 8.6%。出血点多在皮肤穿刺进针点和甲状腺包膜穿刺进针点,出血淤积在甲状腺周围间隙、甲状腺实质内或穿刺路径上的肌肉内,在这些部位形成血肿。皮肤穿刺点出血的原因是局部皮下静脉被穿刺针刺破,表现为肉眼可见的出血(显性出血);甲状腺包膜穿刺点出血的原因是包膜表面的静脉(图 1-51)或动脉分支(图 1-52)被刺破,肉眼不可见,需借助超声影像显示(隐性出血),CDFI 可检测和定位活动性出血点,并可测量出血的速度。

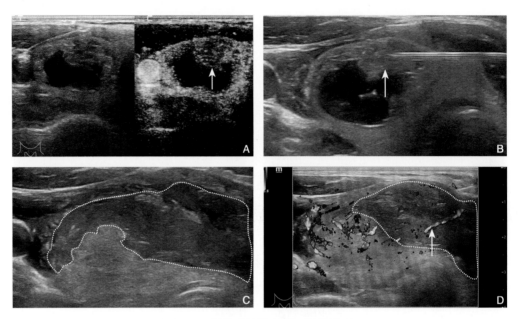

图 1-51　甲状腺结节 FNA 后即刻出血
A. 囊实混合性结节,超声造影(contrast-enhanced ultrasonography,CEUS)显示实性区域低增强;
B. 对实性区域进行 FNA;C. 拔出穿刺针后,见甲状腺前间隙迅速充填云雾状的低回声(包络线范围内),提示针道出血可能;D. CDFI 清晰显示穿刺针道出血的彩色信号(箭头指示),甲状腺前间隙血肿形成(包络线范围内)。

通常症状轻微,吸收较快。在患者无明显呼吸困难的情况下,局部压迫止血 20min,可不做其他处理。若颈动脉管壁被刺伤,发生管壁内血肿时需局部压迫止血 1~2h,以防出血沿动脉壁大范围扩散。极少情况下,当出现大血肿或假性动脉瘤时,需留院观察,做进一步处置。FNA 损伤结节滋养动脉尚可导致甲状腺结节内假性动脉瘤,须要外科干预。

压迫止血法简单易行,效果确切,但是按压点必须准确。对于皮肤穿刺点出血,直接压迫穿刺点即可止血;对于甲状腺包膜穿刺点出血,则需压迫出血点的皮肤投影部位方可及时止血。压迫时间长短需根据出血程度而定,通常至少压迫 10~20min。压迫可以由医护人员或者患者本人执行,也可借助冰袋一类的重物辅助压迫。门诊观察 30min,并再次超声检查确认穿刺部位无出血方可让患者离院。穿刺后 24h 内避免颈部剧烈运动。患者离院后,如出现颈部肿胀、持续疼痛等体征应及时就医检查处理。少数患者可存在迟发性活动性出血风险,术者应予高度重视。

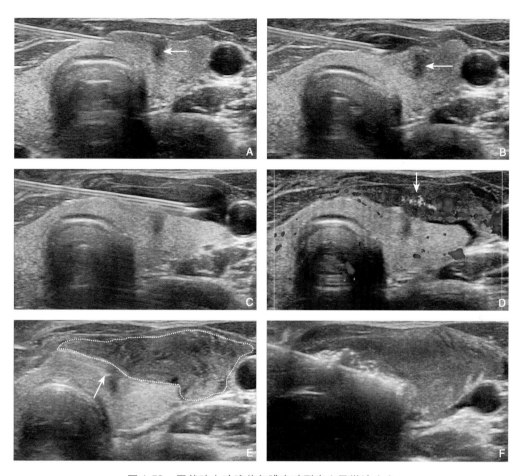

图1-52　甲状腺上动脉前包膜支破裂出血及微波止血

A. 超声疑诊甲状腺微小乳头状癌（箭头指示），拟行 FNA 联合微波消融治疗；B. 甲状腺前间隙局部麻醉；C. 因拟同步实施微波消融治疗，故行甲状腺前间隙和外侧间隙液体隔离；D. 退出注射针后见前间隙内迅速出血流动性云雾状回声，CDFI 模式显示沿针道出现彩色信号，箭头指示处为出血点所在；E. 虽然可以即刻进行微波凝固止血，但是将会影响 FNA 穿刺针的显示，故仍先实施 FNA，箭头指示穿刺针针尖，包络线以内为血肿；F. 完成 FNA 后即刻实施甲状腺疑似癌结节微波消融以及出血点凝固止血。

（二）休克

极少数患者于穿刺时可发生休克，其多数为晕针反应。此时，应立即停止操作，患者仰卧，吸氧，监测心率、血压，密切观察生命体征。必要时，应及时联系急诊科、麻醉科等相关科室紧急会诊，根据具体情况进一步处置。

FNA 创伤微小，并发症少、症状轻，但仍应遵守无菌操作原则，保持安全意识，制订应急预案与措施，防范严重并发症。

（三）针道种植

FNA 术后肿瘤细胞沿穿刺针道种植的发生率极低，文献报道其发生率约为 1. 2/1 000 000。

七、细胞学评估结果与处理意见

（一）无法诊断或不满意的标本

建议每隔 6~12 个月进行超声随访或重复 FNA。如果超声疑似恶性结节，尤其是短期内结节的实性成分增大，建议及时再次行 FNA。若结节最大径依然小于 5mm 或囊性部分仍旧大于 50%，重复 FNA 的无诊断率依然较高，则应建议延长超声随访检查。然而，除非完全是由胶质或胶质与陈旧性出血充斥而成的囊性结节，否则甲状腺结节或多或少都会含有甲状腺滤泡上皮，通过提升对微小结节的精准穿刺技能、预先精心选择取材部位、对特殊结构结节进行技术处理，或者改行粗针穿刺组织学检查等措施，都可以减少或避免因标本不满意或无法诊断而造成的不利影响。

（二）意义不明确的细胞非典型性病变或滤泡性病变

建议再次 FNA，若多次 FNA 均无结果，根据结节超声影像疑似恶性的程度，提高随访检查频度。超声影像上出现明显恶性特征者可在 FNA 基础上行基因检测，也可经评估后实行超声引导下粗针穿刺组织学检查（core-needle biopsy，CNB）或诊断性外科手术。如图 1-53 病例，超声影像诊断疑似甲状腺乳头状癌。在 11 个月 14d 的时间内，先后有三家医疗机构对该患者的甲状腺"乳头状癌"结节进行了三次超声引导下FNA，第一次 FNAC 未能做出明确的诊断结论；第二次 FNAC 诊断结论为意义不明确的滤泡上皮非典型病变（图 1-54）。随访期间该甲状腺"乳头状癌"结节的超声影像并无明显变化，但是第三次 FNA 时我们对其采取了"9+X"针道穿刺模式，取材部位覆盖区域更广，取材数量更加充足，结果 FNAC 显示了典型的乳头状结构，细胞核明显增大，排列拥挤，核内可见核沟，甲状腺乳头状癌的细胞学诊断充分成立（图 1-55）。

（三）良性病变

典型的良性病变当属结节性甲状腺肿，可以是实性的、囊性的，抑或囊实混合性

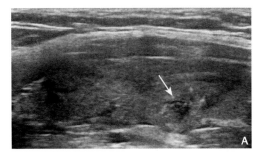
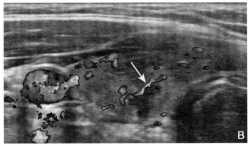

图 1-53　超声影像诊断疑似甲状腺乳头状癌

A. 甲状腺下极结节（箭头指示）境界不甚清晰，大部分呈等回声，中央区域呈低回声，内部散在点状强回声，结节后方回声轻度增强，无声影；B. CDFI 模式显示结节前缘处有一流速较高的血流信号（箭头指示）。

A

外院细胞学会诊咨询意见书

本科会诊编号：H2019-00531

姓　名：　性别：女　年龄：28岁　收到日期：2019-04-08

门诊号：1627　住院号：　床位：

原单位名称：　身份证号：1627

原单位病理号：L19-411　制片：*2

标本名称：（右甲状腺结节）穿刺

病理诊断：见散在淋巴细胞，少量增生甲状腺上皮，部分细胞略有异形，建议再行穿刺及分子检测。

备注：

B

细胞病理诊断报告书

病理号：传统涂片 Li2019-02498 液基制片 YLi2019-02498 特殊染色制片

姓名：　性别：女 年龄：27　科别：头颈部肿　送检日期：2019-04-26

送检医院：本院　床号：　送检医生：

门诊号：　住院号：　身份证号：1627

标本名称：（右甲状腺结节）超声引导下穿刺

病理诊断：传统涂片（Li2019-02498）、液基制片（YLi2019-02498）及特殊染色制片（SLi2019-02498）检查：

见滤泡上皮细胞，部分细胞排列较拥挤，核增大，个别细胞可见核沟，考虑为意义不明确的滤泡上皮细胞非典型病变。请结合影像学检查和分子病理学检测结果。

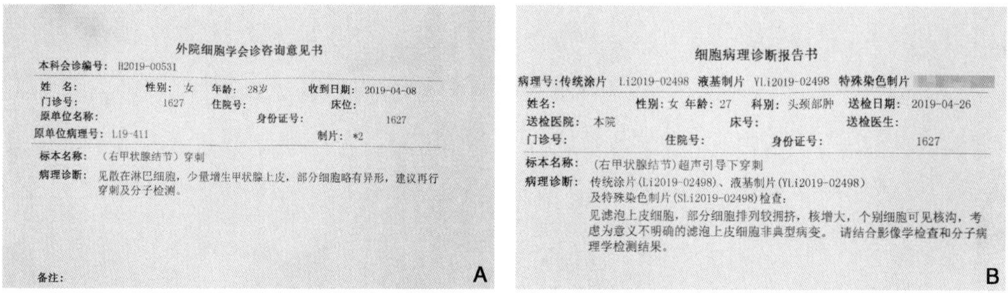

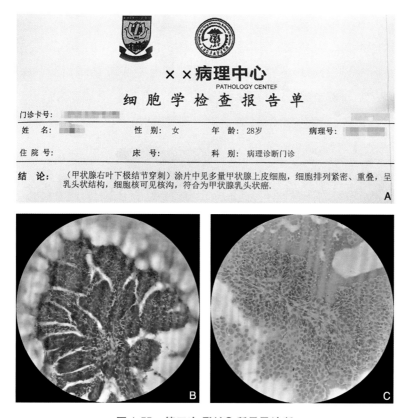

图 1-54　超声影像疑似甲状腺乳头状癌结节的两次 FNAC 描述

A. 第一次 FNAC 诊断报告仅有如图中内容的描述，并无明确的诊断结论；B. 第二次 FNAC 诊断报告如图中内容所述，未诊断为乳头状癌。

A

××病理中心

PATHOLOGY CENTER

细 胞 学 检 查 报 告 单

门诊卡号：

姓　名：　性　别：女　年　龄：28岁　病理号：

住 院 号：　床　号：　科　别：病理诊断门诊

结　论：（甲状腺右叶下极结节穿刺）涂片中见多量甲状腺上皮细胞，细胞排列紧密、重叠，呈乳头状结构，细胞核可见核沟，符合为甲状腺乳头状癌.

图 1-55　第三次 FNAC 所见及诊断

A. 如图中内容所示，第三次 FNAC 明确诊断为甲状腺乳头状癌；B. 镜下可见异型细胞排列呈典型的乳头状结构（×200）；C. 镜下大多数滤泡上皮内可见增大的细胞核，核内可见假包涵体和核沟（×400）。

的。如果超声影像显示结节的最大横径和最大厚径小于2cm,多数不引起患者的临床表现,因而无需进一步诊断和处理,按12~24个月的时间间隔作随访超声检查。当上述的结节最大横径或厚径大于2cm时,颈部包块隆突的可能性较大,建议提高随访超声检查频率至每12个月一次,也可根据具体情形和患者的需求,或继续随访或热消融治疗。结节最大纵径大于4cm时,颈部包块隆突比较明显,甚至可出现压迫症状,有必要对其行超声引导下CNB,具有超声引导下热消融治疗或外科手术切除的指征。对于结节实性成分增长大于50%或结节出现疑似恶性超声影像特征时,建议再次FNA或加行基因检测。

(四) 滤泡性肿瘤或可疑滤泡性肿瘤

绝大多数甲状腺滤泡性肿瘤为良性,并且具有特征性超声影像表现。少数滤泡性腺癌也因结节本身的恶性征象或者颈部淋巴结出现转移灶征象而得以超声疑似诊断。但是,就当前甲状腺滤泡性腺癌的组织学病理诊断标准而言,超声影像、FNAC,抑或CNB均难以发现肿瘤细胞浸润血管和突破结节包膜的细节表现,故严格意义上讲基于非外科手术切除标本而"确诊"几乎是不可能的。但是,我们坚信随着科学探索研究的进步,利用穿刺活检标本进行滤泡性肿瘤良恶性鉴别诊断的目标终究会实现。对这类甲状腺结节,可建议给予外科诊治或热消融治疗,不建议重复FNA。如患者要求重复FNA随访评估,则应在FNA基础上加行相关基因检测为宜。

(五) 恶性或可疑恶性结节

建议积极处理此类甲状腺结节,手术切除、热消融等外科性干预是必要的。部分可疑恶性者,如暂时不考虑外科性治疗,则需结合临床危险因素、超声危险分类和基因检测结果,对诊断级别进行动态调整。

（章建全　闫磊　沈理　陈红琼　周伟　叶廷军　程杰　金宇飙）

超声引导下甲状腺结节粗针穿刺组织学检查术

Ultrasound-guided percutaneous core needle biopsy of thyroid nodules for histological diagnosis

一、背景

正如在上篇中所述,甲状腺结节细针穿刺(FNA)细胞学检查操作简便,过程快速,安全性高,技术普及较易,对细胞核特征典型的甲状腺乳头状癌具有较高的诊断能力,但是也必须清醒地认识到 FNA 所能获取的标本数量较少,标本的组成仅是少量的细胞或细胞群落,很难从中获取甲状腺结节的细胞形态、生长状态、排列方式、间质内血管和纤维多寡及其分布状态、肿瘤浸润淋巴细胞的丰度等重要的组织学信息,对于细胞核特征不甚典型或细胞数量不足的乳头状癌,也仅能给予倾向性诊断甚或不能诊断,更不可能满足对乳头状癌亚型的诊断要求。因此,在多数医疗机构中涉及甲状腺肿瘤诊治工作时尚不认可 FNA 具有最终诊断效力,在绝大多数商业医疗保险企业的赔付条款中,也不采信 FNA 诊断结论作为赔付依据。针对结节性甲状腺肿、甲状腺滤泡性腺瘤等良性结节以及甲状腺乳头状癌以外的其他恶性肿瘤如滤泡性腺癌、髓样癌、未分化癌,FNA 的诊断与鉴别诊断效能较低。解决这些问题,均需要获得组织病理学检查(histopathological examination)数据。为达此目的就必须获得符合组织病理学检查的标本材料,即如同外科手术标本病理取材那样,切取成型的组织条块或粗大颗粒,所以穿刺活检便需要使用外径较粗的具有切割功能的组织学活检针。这便是甲状腺结节粗针穿刺组织病理学检查的技术思想由来。

二、概念

粗针穿刺活检(core-needle biopsy,CNB)组织病理学检查是指使用外径大于 20G(相当于 1mm)的穿刺针,在超声实时引导和监视下经皮穿刺进入拟活检的目标病灶内,获取外观呈长条状的成型病灶组织标本,标本经过固定、脱水和石蜡包埋等处理工序,制成菲薄的组织切片,在常规 HE 法染色或特殊免疫组织化学法(immunohisto-chemistry,IHC)染色和/或酶组织化学法染色(enzyme histochemistry,EHC)后,于显微镜下观察与分析标本组织的结构与形态特征和/或酶活性状态,进行组织病理学诊断(histopathological diagnosis)(图 2-1)。CNB 与 FNA 的根本区别在于所要获取的标本物理性状不同,所要达到的诊断深度不同,因而它们所使用的穿刺活检针的针具构造、工作原理、操作方式等方面均有明显差别。

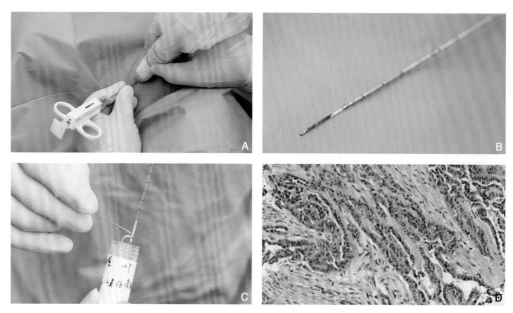

图 2-1　超声引导下甲状腺结节粗针穿刺组织学病理检查与诊断

A.超声引导下 CNB 操作实景;B.CNB 活检针所获取的组织条块实物;C.组织标本置于福尔马林溶液中固定;D.组织切片在光镜下显示甲状腺乳头状癌的细胞形态与组织结构(HE,×200),组织病理学诊断为甲状腺乳头状癌。

三、组织活检针构造

当前市售的 CNB 组织活检针均由穿刺针和弹簧驱动装置两大核心部分组成,因此组织活检针又称弹射式活检针(ejection biopsy needle),并且都是以切割的方式获取组织标本,故也称为切割针。针具制造商各不相同,但是穿刺针的基本结构相同,差别在于弹簧驱动装置的结构。

(一) 切割针

用于 CNB 和 FNA 的穿刺针均系针鞘(即外针,outer sheath)和针芯(即内针,inner stylet)组成,外形上同属于千叶针(Chiba needle)型,但是它们在结构上相差甚远。FNA(图 2-2)依靠针鞘的负压吸引获取标本,而 CNB(图 2-3)则依靠针芯上的标本槽接纳组织,借助针鞘前端锋锐缘的切割获得标本,故 FNA 为负压吸引式活检(aspiration biopsy),而 CNB 为切割式活检(trucut biopsy)。FNA 获取标本的部位是针尖,而 CNB 获取标本的部位不是针尖而是标本槽。依外径大小,FNA 穿刺针为细针,CNB 穿刺针为粗针;依取材原理,FNA 穿刺针为负压吸引针,CNB 穿刺针为弹射切割针(trucut needle)。

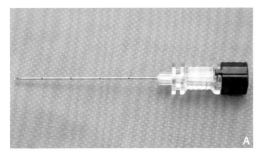
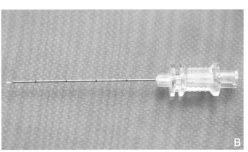
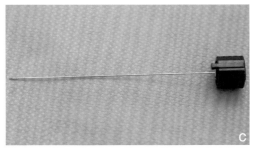

图 2-2　用于实施 FNA 的穿刺活检针

A. 活检针整体观(外径 22G,长度 5cm);B. 针鞘(外针,获取标本必用);C. 针芯(内针,仅需在穿刺进针时与针鞘组合使用)。

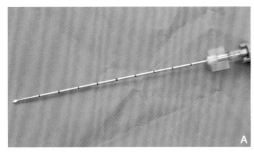
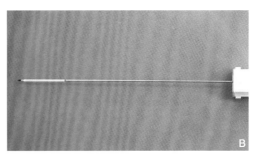
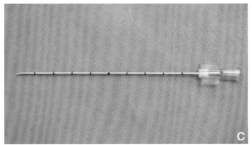

图 2-3　用于实施 CNB 的穿刺活检针

A. 活检针整体观(外径 18G,长度 10cm);B. 针芯(接纳组织);C. 针鞘(切割组织)。

【切割针的构成与构造】

1. 针芯　针芯前部包括针尖段和标本槽段。

（1）针尖段：针尖顶端到标本槽前缘之间为针尖段（图2-4A），长度约0.5cm，其作用是突破穿刺路径上的组织结构，即穿刺。针尖总体上呈斜坡状，但并非单一平面的斜坡状，而是由3~4个角度不同、形状不同的小平面组成（图2-4B），这种形状设计在制作工艺上虽然较复杂，但是却有助于增强针尖对穿刺路径上组织结构的突破能力，提升穿刺进针的顺畅性。

（2）标本槽段：标本槽前缘至后缘之间为标本槽（specimen groove），长度约为2cm，宽度等同于针芯的直径，深度约为针芯直径的2/3，其作用是接纳病灶组织突入其内，即接纳标本组织（图2-4C）。标本槽开口必须处于暴露状态才能接纳病灶组织突入其内，其全长虽然为2cm，但是决定组织标本长度的却是标本槽的实际暴露长度，而决定标本槽的实际暴露长度的则是针鞘切割缘的初始位置。为了能够接纳到病灶组织，穿刺时标本槽必须进入拟穿刺的目标病灶内，此时针尖段有可能在病灶内，也有可能已超出至病灶外。标本槽的前缘呈外斜坡状，后缘呈垂直状，这样的形状设计既有利于获取最大长度的标本组织，也有利于将标本组织从中取出（图2-4D）。

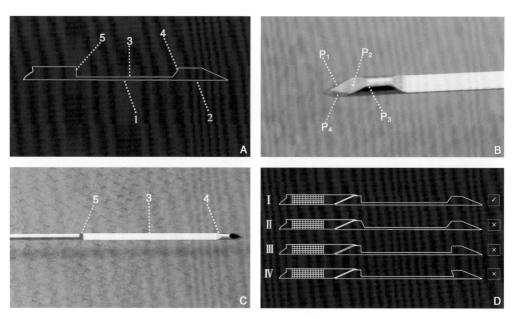

图2-4　切割针针芯的前部构造

A.示意图（1-针芯前部、2-针尖段、3-标本槽、4-标本槽前缘、5-标本槽后缘）；B.针尖多平面形状（P-平面，其中P2平面最大，P3平面最小，P1和P4平面对称）；C.标本槽形状（3-标本槽、4-标本槽前缘、5-标本槽后缘）；D.标本槽形状的四型设计方案，Ⅰ型是最优化的。

2. 针鞘　针鞘为改进的千叶针针鞘，可与针芯组合也可与之分离，为可脱卸式设计。针鞘短于针芯，标本槽必须暴露于针鞘之外才能接纳目标病灶组织，因此针芯前部可超出针鞘前缘的长度是标本槽全长与针尖段长之和,即2.5cm。针鞘前端断面呈非单一平面的斜椭圆状,与针芯的标本槽开口相向的针鞘前缘呈"帽舌"状向前轻微突出,并且菲薄、锋利,作用是将突入标本槽的病灶组织与病灶母体切割开,使之游离并暂时留存与标本槽内,因此针鞘前缘称为切割缘(cutting edge)(图2-5)。切割缘向针芯轻度内收,与针芯保持紧密贴合但又不发生摩擦,两者间需尽可能保持最小的缝隙,因为较宽的缝隙将会增加穿刺进针时的阻力,增加穿刺困难,更会降低针鞘的切割力。针鞘前部外表面经过特殊的工艺处理,可显著增强该部对超声波的反射程度,提高超声影像上活检针的可视性,有利于术者实时监控活检针的位置和轨迹,了解活检针的工作细节。

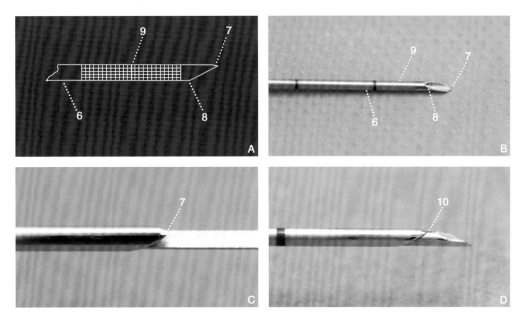

图2-5　切割针针鞘的前部结构

A.示意图;B.实物图(6-针鞘前部、7-针鞘切割缘、8-针鞘后缘、9-针鞘回声显示增强部);C.针鞘切割缘的形状(7);D.针鞘切割缘与针芯紧密贴合,两者间缝隙甚小(10)。

【切割原理】

切割针需按照特定的操作程序才能完成穿刺取材,其特定的操作程序即包含了切割原理。切割针的总体设计反映了结构特征决定功能、功能需求决定结构设计的逻辑思维。针芯的功能是利用其前部的标本槽接纳病灶组织,针鞘的功能则是利用其前端锋利的切割缘切断突入标本槽内的病灶组织,使之脱离病灶母体。依时间顺序,病灶组织突入标本槽在先,针鞘切割缘将之切断在后,亦即针芯先进入病灶内,短暂的时间差之后,针鞘再沿着针芯进入病灶。针鞘切割缘须朝向针芯标本槽开口才能切取标本槽内的病灶组织,因此必须注意正确安装和组合针芯和针鞘。实施CNB穿刺活检时,切割针的工作流程应该:在针鞘前部完全覆盖针芯标本槽的状态下,切割针进入靶器官,抵达目标病灶的近穿刺点后,针芯先进入目标病灶内,针鞘暂时不动,待针芯标本槽暴露并见有病灶组织突入其内时,再让针鞘沿着针芯快速进入病灶内,直至针鞘前部再次完全覆盖针芯标本槽,完整的 CNB 切割取材才算完成(图 2-6)。

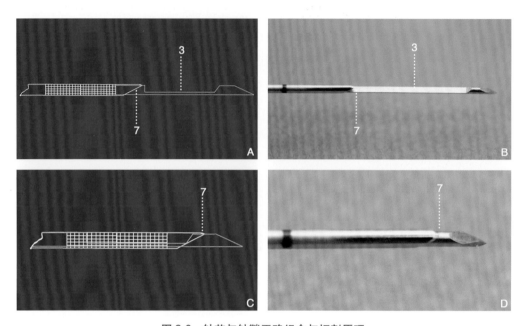

图 2-6 针芯与针鞘正确组合与切割原理

A、B.针芯标本槽开口方向(3)与针鞘斜面朝向(7)相向,标本槽处于完全暴露状态,针鞘处于准击发切割状态;C、D.针鞘切割缘(7)处于已击发切割状态,针鞘前段完全覆盖针芯标本槽。

针鞘切割缘的初始位置通常可以有两种设定,即标本槽全槽暴露初始位和标本槽半槽暴露初始位,针鞘切割缘初始位置的不同决定了标本槽的实际暴露长度不同,从而令所获得的活检标本长度亦不同(图 2-7)。

ER-16

视频:切割针的正确安装与体外调试

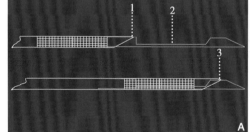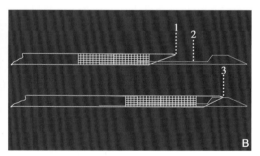

图 2-7 针鞘切割缘初始位置对针芯标本槽暴露长度的影响

A.全槽暴露初始位;B.半槽暴露初始位(1-切割缘初始位置、2-标本槽暴露长度、3-切割缘最终位置)。

(二) 驱动装置

【弹簧驱动】

CNB 活检针是采取针芯和针鞘联动、针鞘切割的方式获取组织标本,针芯和针鞘需要动力驱使才能进入目标病灶。穿刺术者使用手动方式加以驱动是最为简便的供给动力方式,然而手动供给动力难以规避不同术者用力不一致、双手配合的协调性差异以及用力方向不稳定等技术性弊端。当前,CNB 活检针基本上都是使用弹簧的弹射力作为驱动力,故 CNB 活检针又称弹簧驱动切割针(spring-driving cutting needle)或弹射式活检针(ejection biopsy needle)。弹簧及其相关的操纵与控制组件被安装在一个独立的结构中,通过牵拉装置(拉杆)使弹簧进入被压缩状态,并利用阻止装置(保险栓)将其控制在压缩状态,至时机适宜时解除保险,通过释放装置(触发按钮,trigger)解除弹簧受压迫状态,弹簧形状自然复原时(弹射力)便驱动活检针的针鞘向前快速运动,这种操作机制与开枪十分相似,因此容纳弹簧及其控件的独立结构又称弹簧枪。

CNB 组织活检针尽管品种繁多,但是它们的切割针的核心构造是相同或相似的,不同的则是弹簧枪的构造。根据弹簧枪与切割针的连接方式、弹簧弹射力的大小、枪身轻重等因素,大体上可将 CNB 组织活检针分成三种类型。

【切割针类型及其工作特征】

1. Ⅰ型弹射切割针　是指切割针与弹簧枪可以分离且弹簧弹射力较强的弹射切割针,又称为针枪分离式大切割力活检针。图 2-8 为一种Ⅰ型弹射切割针,其构造特

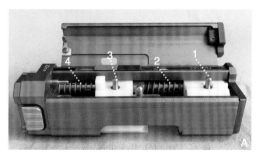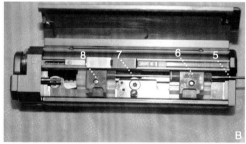
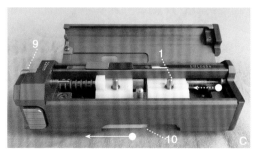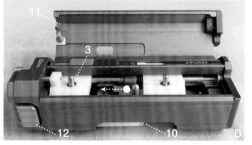

图 2-8　Ⅰ型弹射切割针(针枪分离式大切割力活检针)

A. 弹簧枪内部观,弹簧处于初始状态(1-针鞘连接栓、2-驱动针鞘的弹簧、3-针芯连接栓、4-驱动针芯的弹簧);B. 针鞘针芯与弹簧的连接方式(5-针鞘、6-针鞘固定片、7-针芯、8-针芯固定片);C. 按实线箭头指示方向拉动一次针鞘针芯联合拉杆(10),带动针鞘连接栓(1),使针鞘弹簧进入被压缩状态(9-标本槽暴露长度调节器、10-针鞘针芯联合拉杆);D. 再拉动一次针鞘针芯联合拉杆(10),带动针芯连接栓(3),使针芯弹簧亦进入被压缩状态;此时弹簧枪已处于准击发状态,合上枪身盖板(11)后按压触发按钮(12)即可击发活检针,完成切割活检。

点是切割针与弹簧枪各成一体,两者呈可脱卸式设计,可分可合。切割针为一次性使用,弹簧枪可以反复使用。针芯标本槽的可暴露长度分别为 1.5cm 和 2.2cm,可根据目标病灶的大小以及与毗邻结构的间距选择适宜的长度。针芯和针鞘通过各自的连接拉杆接受各自的弹簧驱动,但它们受控于共同的触发按钮。解除保险后启动触发按钮,两个弹簧均解除压迫而弹射,但是驱动针芯的弹簧比驱动针鞘的弹簧约早 0.1s 弹射,故针芯与针鞘是以 0.1s 的时间差联动前进。针芯标本槽利用这个时间差完成暴露和接纳目标病灶组织,随后跟进的针鞘切割缘将此组织切割分离,存留于又被针鞘覆盖的标本槽内。因为所用的弹簧弹射力均较强,所以针芯和针鞘的前进速度均较快,针鞘切割缘的切割力亦较大。针芯和针鞘进入待触发状态后,它们的位置均不可以再分别调整,只能同步前进或后退,对于邻近颈总动脉、食管、气管的甲状腺结节而言,不能灵活调整针芯和针鞘前端位置,显然容易产生安全隐患。此外,枪身系金属材料制作,因而较重,亦不利于穿刺术者在颈部较为狭小的空间内单手持针进行穿刺。故 I 型弹射切割针不宜作为甲状腺结节 CNB 的首选用针。

2. Ⅱ型弹射切割针　是指切割针与弹簧枪不能分离且弹簧弹射力较强的弹射切割针,又称针枪一体式大切割力活检针。图 2-9 为一种 Ⅱ型弹射切割针,其构造特点

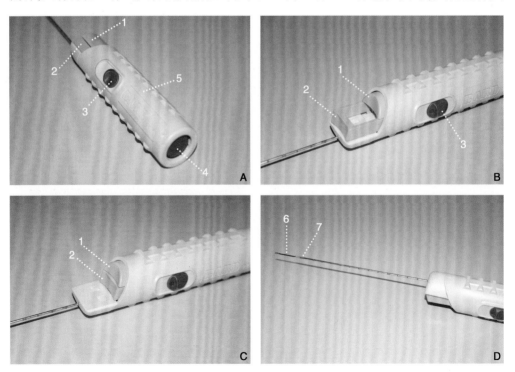

图 2-9　Ⅱ型弹射切割针(针枪一体式大切割力活检针)

A. 针鞘和针芯有各自的拉杆(1-针鞘拉杆、2-针芯拉杆)连接各自的弹簧,枪身(5-弹簧室)全封闭设计令弹簧不可见。二者均处于初始状态;术者可使用任何一个击发按钮(3-侧面触发按钮、4-后端触发按钮)启动切割活检。B. 针鞘拉杆处于后拉 2cm 状态(针芯标本槽暴露长度 2cm);C. 针芯拉杆已处于后拉 2cm 状态(标本槽处于完全闭合状态);D. 针芯标本槽(6)与针鞘切割缘(7)。

是切割针和弹簧枪融为一体,不可脱卸分离,针和枪均为一次性使用。针芯标本槽可暴露长度只有 2cm 一种规格,因而无论目标结节大小以及周围毗邻结构情况如何,均只能使用同一个标本槽长度,不可任选。针芯和针鞘亦是通过各自的连接拉杆接受各自的弹簧驱动(封闭式不透明枪身令其内部结构不可见)。双触发按钮设计,便于术者在不同持针姿势下均能启动按钮。启动任何一个触发按钮均可击发针芯和针鞘,针芯也是以早于针鞘 0.1s 向前弹射,针鞘紧随其后。所用弹簧的弹射力较强,针鞘切割的速度较快,切割的力度亦较大。针芯标本槽只有一种可暴露长度,不能按需调节以应对不同大小的目标病灶。针芯或针鞘进入待触发状态后,它们的位置不可以分别再调整,只能同步前进或后退。枪身制作材料虽为非金属,但是枪身较粗大,重量仍不利于穿刺操作者单手持针进行穿刺。

Ⅰ型和Ⅱ型弹射切割针的针芯和针鞘均接受弹簧弹射力驱动,切割针进入目标病灶后不可再随意调节切割槽暴露长度,因而被称为"全自动"切割活检针(full-automatic cutting needle)。

3. Ⅲ型弹射切割针　是指切割针与弹簧枪不能分离且弹簧弹射力较小的弹射切割针,又称针枪一体式小切割力活检针。图 2-10 示一种Ⅲ型弹射切割针,其构造特点是切割针的针芯与弹簧枪融为一体,仅针鞘可以脱卸,可与枪身分离,这样的结构设计

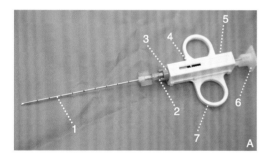
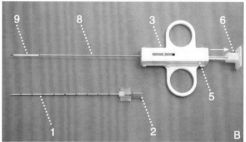
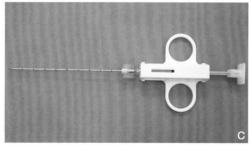

图 2-10　Ⅲ型弹射切割针(针枪一体式小切割力活检针)

A. 完整组合(1-针鞘、2-针鞘尾座、3-针鞘连接子、4-弹簧、5-弹簧枪身、6-拉杆、7-把持);B. 针鞘已脱卸,针芯(8)与弹簧枪身(5)融为一体不可脱卸,按箭头指示方向拉动拉杆(6)2cm,弹簧(4)被压缩 2cm,此时显示完整的针鞘连接子(3),标本槽(9)可暴露长度为 2cm;C. 针鞘与针芯正确组合,此时标本槽被针鞘完全覆盖不可见,弹簧处于准击发状态。

允许完成一次穿刺取材后,仅仅拔出针芯而针鞘仍停留在患者体内,从针芯标本槽取出活检标本后再将针芯插入针鞘重新组合起来,继续实施二次乃至多次穿刺取材,避免切割针多次进出患者身体,减轻机械性损伤。除此以外,活检结束时尚可经针鞘向靶器官的穿刺针道里注入止血剂或止血明胶海绵颗粒(注:这种活检操作方式更适合于肝脏、脾脏、肾脏、前列腺以及腹膜后等部位的肿瘤以及横径大于3cm的中大型甲状腺结节)。针与枪均为一次性使用。针芯标本槽暴露长度有1cm和2cm两种规格,可按需选择、调节以应对不同大小的目标病灶和毗邻结构情况。

该型弹簧枪的枪身小巧紧致,枪身正面开有透视窗,便于观察弹簧的压缩程度,并有数字刻度便于知晓标本槽预设的可暴露长度。弹簧的后端固定于枪身,前端与针鞘连接子相连,再与针鞘的尾座连接(图2-10A)。针芯从弹簧中央穿越向后与拉杆连接(图2-10B)。通过联动设计,向后拉动拉杆时带动针芯和针鞘同步后移,并同时带动弹簧进入压缩状态并被锁定(图2-10C)。

弹簧受压缩的程度与拉杆后移的幅度相同,亦与针芯标本槽暴露长度相对应,即1cm或2cm(图2-11)。因弹簧后端与枪身固定,受压缩的弹簧一旦被解除锁定,只能向前弹射恢复原状,其弹射力转化为针鞘向前运动的驱动力。弹簧弹射力的大小与其被压缩的程度成正比,压缩2cm时的弹射力大于压缩1cm时,因此对于颈部带状肌较为丰厚的患者或者钙化程度较高的甲状腺结节,预设标本槽暴露长度时应选择2cm

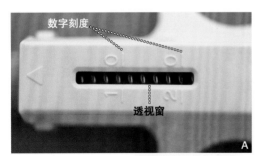 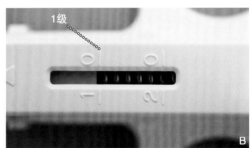
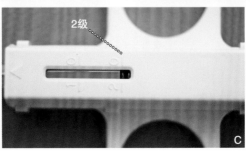

图2-11　弹簧的三种状态
A.弹簧处于未被压缩的初始状态,弹射力为0,对应针芯标本槽暴露长度为0;B.弹簧处于被压缩1cm状态,弹射力为1级,对应针芯标本槽暴露长度为1cm;C.弹簧处于被压缩2cm状态,弹射力为2级,对应针芯标本槽暴露长度为2cm。

规格。

　　与Ⅰ型、Ⅱ型弹簧枪的驱动控制不同,Ⅲ型弹簧枪的弹簧只驱动针鞘,不驱动针芯,针芯的驱动依靠术者手控移动拉杆来实现。拉杆位于穿刺针的最后部位,与针芯相连,既可向后拉动,也可向前推进,向后拉动和向前推进的幅度相同,即向后拉动1cm则向前推进的幅度也是1cm,向后拉动2cm则向前推进的幅度也是2cm(图2-12)。向后拉动拉杆时,针芯与针鞘同步、同幅度后移,针鞘前部始终完全覆盖针芯的标本槽,并且弹簧被同幅度压缩。但是向前推进拉杆时针鞘静止不动仅针芯前移,标本槽缺口随着针芯前移而逐渐露出针鞘,至预设的暴露长度完全暴露时针芯即停止前移,在启动针鞘切割前,还可随时相继后撤针芯和针鞘,该技术特点是Ⅲ型弹簧枪的独特优势所在。

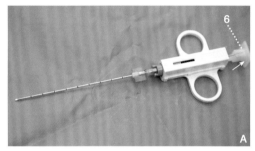
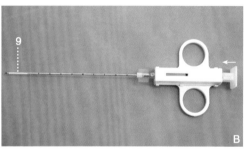
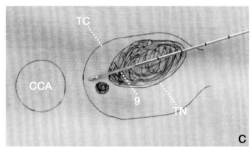

图 2-12　拉杆的作用机制
A. 向后(箭头方向)拉动拉杆(6),针鞘和针芯与之同幅度联动向后,标本槽处于被完全覆盖状态;B. 弹簧已压缩2cm,此时向前推进拉杆准备击发切割,针芯与之同幅度联动向前而针鞘保持不动,标本槽暴露已达2cm(9);C. 标本槽(9)暴露2cm,部分位于目标结节内,部分位于结节周围的甲状腺组织中(示意图)(TC-甲状腺包膜、TN-甲状腺结节、CCA-颈总动脉)。

　　准备启动针鞘切割取材时,术者用拇指向前用力顶住拉杆,示指和中指向后拉住枪身的把持轻轻发力,弹簧的保险便自动解除,弹簧向前弹射恢复原状,从而推动针鞘连接子和针鞘前进,完成对已突入标本槽的病灶组织切割分离,分离的组织条块滞留在被针鞘再度覆盖的标本槽内,并将随切割针取出体外。

　　Ⅲ型弹簧枪所用弹簧的弹射力较小,因而针鞘切割的速度慢于Ⅰ型和Ⅱ型弹簧枪,但是已足可满足质地不甚致密、坚韧的绝大多数甲状腺结节活检取材。弹簧进入准击发状态后,既可以随时分别调整针芯或针鞘的位置,也可以二者同步前进或后退。因枪身使用非金属材料制作而且高度精简缩小,重量较轻,非常利于穿刺操作者单手穿刺进针。

由于弹簧仅驱动针鞘,切割针进入目标病灶后仍可按需向前或向后调整针芯和针鞘的位置,针在体内即可按需要从 1cm 调节到 2cm 切割槽的暴露长度,Ⅲ型针被称为"半自动"切割活检针(semi-automatic cutting needle)。

四、适应证和禁忌证

总体而言,甲状腺结节 CNB 的适应证和禁忌证与其 FNA 的基本相同,但是实施 CNB 时所使用的切割针不仅外径较粗,针尖较长,而且依靠弹簧的弹射力驱动锋利的针鞘切割而获取标本,标本槽的最小长度达 1cm,因此拟穿刺的目标结节的大小、血供以及毗邻的大血管等因素对实施 CNB 的制约程度相较于 FNA 更为严苛。故两者的适应证和禁忌证仍有一定的差异。

(一)适应证

1. 超声影像疑诊甲状腺乳头状癌、甲状腺髓样癌或未分化癌者。

(1) FNA 未能获得有效细胞学标本,不能形成有效的细胞学病理诊断者。

(2) FNA 虽获得有效细胞学标本,但是尚不能形成确切的细胞学病理诊断者。

(3) FNA 诊断结论与超声影像诊断明显不一致者。

(4) 需用免疫组织化学染色(immunohistochemical staining,IHC)对甲状腺结节组织起源进行诊断者。

2. 超声影像疑诊结节性甲状腺肿者。

3. 超声影像疑诊甲状腺滤泡性肿瘤者。

4. 超声影像疑诊甲状腺淋巴瘤者。

5. 超声影像疑诊亚急性甲状腺炎、桥本甲状腺炎或其他类型甲状腺炎症者。

6. 超声影像疑诊甲状腺内异位甲状旁腺肿瘤者。

7. 需用酶组织化学染色(enzyme histochemical staining,EHC)对甲状腺消融区组织活性进行诊断者。

8. 需对甲状腺结节组织的形态结构特征与超声影像特征进行对照研究者。

9. 患者需要出具组织病理学诊断结论。

(二)禁忌证

1. 包括但不限于 FNA 的禁忌证主要条目。

2. 结节最大长径小于 3mm 者。

3. 致密型钙化结节致粗针不能进入结节者。

4. 结节质地疏松、滤泡腔富含胶质致活检标本不成型,或标本放入固定液后容易散结者。

5. 甲状腺血管源性疾病或结节滋养动脉过于丰富,预计出血程度严重且较难控制者。

6. 不具备安全穿刺入路者。

7. 少数因恐惧而不能配合穿刺者。

五、操作流程

(一)穿刺前准备

1. 询问病史　重点关注利多卡因过敏史、缺血性心脏病史、高凝血病史(下肢静脉血栓、脑梗死等)、出血性疾病史,以及是否长期使用阿司匹林、波立维(硫酸氢氯吡格雷)、华法林、复方丹参滴丸等抗凝血药物或活血化瘀的中草药。因针具外径较粗,又系切割式取材,针具所造成的创面明显大于 FNA,故必须纠正凝血功能障碍后,抑或停用抗凝药物达相关药品说明书规定时长(通常不得少于 7d)后方可实施穿刺。

2. 超声影像评估　确定甲状腺结节尤其是拟穿刺的目标结节的数量、位置、血供、重要毗邻结构。应同时检查评估的内容还包括:①颈总动脉全程、颈内动脉颅外段,了解是否有颈动脉斑块形成,评估斑块的性质及脱落风险;②颈内静脉全程,了解静脉回流状态,是否有静脉血栓;③颈部淋巴结,了解是否有肿瘤性淋巴结声像。

3. 穿刺针具评估　综合穿刺过程中的针具安全性、操作便捷性等因素,建议实施甲状腺结节 CNB 时应首选长度为 10cm、外径为 18G 的Ⅲ型"半自动"弹射切割针,对于体积较大(如直径>4cm)的乏血流结节或已消融治疗的结节,亦可使用长 10cm、外径为 16G 的Ⅲ型"半自动"弹射切割针。无论是哪一型切割式活检针,均由针芯和针鞘两部分构成。正常使用时针芯尖一定是位于针鞘尖(即切割缘)的前端,所以穿刺进针过程中针芯尖的位置安全则针鞘尖的位置必然安全,反之,针鞘尖的位置安全而针芯尖的位置则未必安全。当 CNB 活检针设计成针芯和针鞘可分别操作的模式时,在清晰显示针芯尖的最终位置并确定其安全后再启动触发按钮实施针鞘切割取材才是最安全的操作方式。在所列举的三种类型弹射式切割针中,只有Ⅲ型活检针才具备此特性,属于"安全先知型"针具,即先确认安全再实施切割(图 2-13)。Ⅰ型活检针和Ⅱ型活检针均属针芯与针鞘联动弹射,其针芯和针鞘不能分别操作,无法做到先将针芯前移到安全的最终位置再启动针鞘进行切割取材。而只能根据活检针的针尖段和标本槽的总长度,概略地确定击发时针芯尖的初始位置,使得针芯尖的最终位置处于安全范围内。致于针芯尖的真实最终位置只有在切割取材完成后才能知晓,属于"安全后知型"针具,即切割取材结束后才能判断针芯尖位置是否安全(图 2-14)。

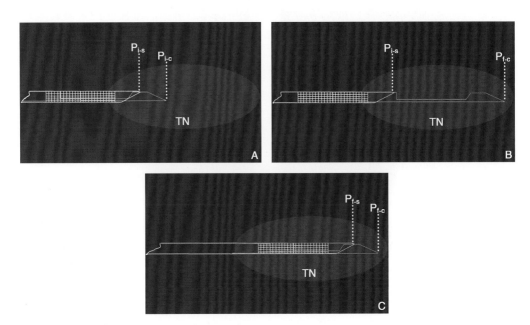

图 2-13　Ⅲ型弹射切割针的"安全先知型"工作模式

A.活检针进入目标结节,针芯尖和针鞘切割缘均处于初始位置;B.向前推送针芯,切割槽暴露;确认针芯尖处于安全位置,此位置即为针芯尖最终位置;C.在确认针芯尖处于安全位置后启动击发,针鞘完成切割并再度覆盖标本槽,再次确认针芯尖保持在安全的最终位置(P_{i-c}-针芯尖初始位置;P_{i-s}-针鞘切割缘初始位置;P_{f-c}-针芯尖最终位置;P_{f-s}-针鞘切割缘最终位置;P_i=initial position 初始位置,P_f=final position 最终位置,s=sheath 针鞘切割缘,c=core 针芯尖,TN-甲状腺结节)。

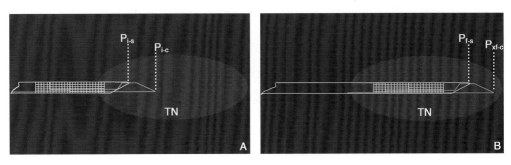

图 2-14　Ⅰ型和Ⅱ型弹射切割针的"安全后知型"工作模式

A.活检针进入目标结节,针芯尖和针鞘切割缘均处于初始位置(P_{i-c},P_{i-s});B.启动击发,针鞘与针芯几乎同时到达最终位置,针芯尖最终位置(P_{xf-c})是否安全需在切割取材完成后才能确认(P_{i-c}-针芯尖初始位置;P_{i-s}-针鞘切割缘初始位置;P_{xf-c}-针芯尖最终位置不确定,x=undetermined;P_{f-s}-针鞘切割缘最终位置;TN-甲状腺结节)。

4. 标本保存手段评估　根据不同的病理检查目的,采取相应的组织条块保存手段。拟行 HE 染色或 IHC 染色诊断的标本,室温下保存于1%甲醛溶液(福尔马林)容器中即可。拟行 EHC 染色诊断的标本,需即刻保存于液氮容器中。

5. 切实履行知情同意　充分告知患者或其家属穿刺活检的价值、风险、预期结果、术中和术后的注意事项。如需同时行超声造影则须告知造影的价值和风险,如需将穿刺标本送外院病理科检查亦须明确告知。各项内容均须取得患者的完全自愿与同意。医患双方签署有效的知情同意书。

6. 知情同意书样例　格式与主要内容与甲状腺结节 FNA 知情同意书相似,增加了 IHC 和 EHC 选项,并将出血并发症提到较高的告知程度,希望引起医患双方的共同注意。

甲状腺结节粗针穿刺组织学检查术前知情同意书

姓名:　　　　　性别:　　　年龄:　　　ID 号(或住院号):

联系方式:

术前超声:甲状腺结节(□左侧　　□右侧　　□峡部　□单发　□多发　□实性　□囊性

　　　　　□囊实性　　□富血供　□乏血供　□中等血供　□质地硬　□质地软

　　　　　□中等质地)

手术名称:超声引导下甲状腺结节粗针穿刺组织学检查术

检查增项:□免疫组织化学染色　　□酶组织化学染色

手术团队:　　　　　　　手术日期:　　　　麻醉方式:1% 利多卡因局麻

术中、术后可能出现的并发症(请勾选相应项目):

1. 出血　　2. 呼吸困难　　3. 疼痛　　4. 过敏　　5. 声音嘶哑　　6. 饮水呛咳

7. 气胸　　8. 手足抽搐　　9. 食管损伤　　10. 气管损伤　　11. 甲状腺功能指标改变

12. 动静脉瘘或假性动脉瘤形成　　13. 颈内静脉血栓形成　　14. 颈动脉斑块脱落

　　本次穿刺活检手术的目的、意义及上述各种并发症条目均已由主治医师向患方详细介绍,患方表示理解并同意该次穿刺的实施。

　　服用抗凝血药物(阿司匹林、华法林、波立维、丹参、三七、银杏叶片等)的患者务请确认停用该类药物已满 2 周或近 2 周未服用上述药物。

患者签字:　　　　委托人签字:　　　　　　谈话执行医师:

　　　　　　　　年　　月　　日　　　　　　　　　年　　月　　日

(二) 穿刺操作

【患者体位与穿刺者位置】

患者仰卧位,颈部轻度过伸,完全暴露颈部及乳头连线以上的胸部皮肤。对合并心肺疾病者应行心电、血压、血氧监测。穿刺操作者可取以下两种方位。

1. 头侧朝向位　即位于患者的侧旁,面向患者头侧(图 2-15)。该方位与常规甲状腺超声检查时所取方位相同。其优点是穿刺时的声像图与常规检查时的声像图保持相同方向,穿刺者对患者甲状腺结节的左、右、上、下方向容易判别,不易错位;缺点是位置偏于患者侧旁,距离甲状腺相对较远,容易造成穿刺者的上臂肌肉和腰部肌肉疲劳。

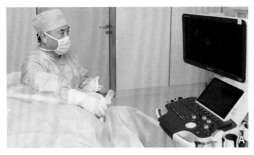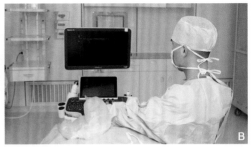

图 2-15　患者体位与穿刺操作者站位：头侧朝向位
A. 操作者位于患者右侧；B. 操作者位于患者左侧。

2. 足侧朝向位　即位于患者头端,面向患者足侧(图 2-16)。此方位与常规甲状腺超声检查时所取方位相反。其优点是穿刺者位于患者头端,位置居中,距离甲状腺较近,穿刺操作便捷、易掌控,上臂肌肉和腰部肌肉不易疲劳;缺点是穿刺时的声像图与常规检查时的声像图方向正相反,穿刺者对患者甲状腺结节的左、右、上、下方向容易错位,但加强针对性训练可提升适应力。

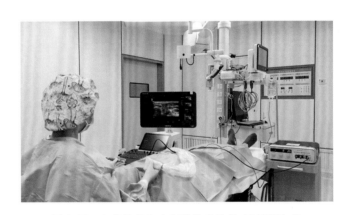

图 2-16　患者体位与穿刺操作者站位：足侧朝向位

穿刺者应首选足侧朝向位且宜坐位,以保持身体重心稳定,平稳穿刺操作,减轻疲劳,但须注意防范图像方位识别错误。

【消毒与麻醉】

1. 探头消毒　使用常规超声检查所用的高频探头即可,建议频率应大于 10MHz。使用已消毒灭菌的菲薄袖套将探头和电缆线包裹起来,袖套一段返折后向其内注入少量生理盐水以驱除袖套与探头晶片匹配层之间的气体,封闭探头端袖套即可,即为灭菌套隔离法(图 2-17)。超声频率越高,传播过程中其能量衰减越严重。高频探头发出的超声波容易衰减,进而降低甲状腺等相关结构声像图的清晰度,故应选用厚度较薄但不易破损且超声容易透过的隔离套。外科手术室常备的关节镜护套材料厚,对超声的衰减程度较重,一般不建议使用。

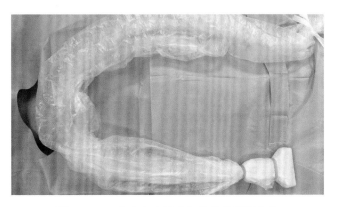

图 2-17　灭菌套包裹探头和缆线消毒隔离法

2. 术野消毒　实施甲状腺结节 CNB 时必须遵守消毒、隔离和无菌操作要求。穿刺者佩戴无菌口罩、帽子、手套后,按外科手术消毒要求对穿刺操作区域皮肤进行消毒,最小消毒范围为穿刺点旁开 7～10cm(图 2-18),消毒完毕后铺灭菌洞巾(图 2-19)。

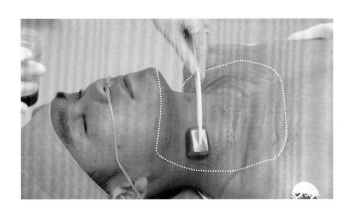

图 2-18　皮肤消毒范围建议
消毒范围上缘达颏下,有利于兼顾Ⅰ区和Ⅱ区颈部淋巴结穿刺活检;消毒范围下缘达胸骨柄水平,有利于兼顾Ⅶ淋巴结穿刺;消毒范围外侧缘达耳垂竖直连线,有利于兼顾Ⅴ区淋巴结穿刺。

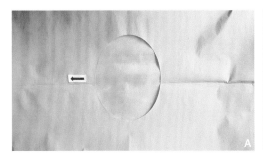
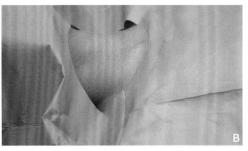

图 2-19　铺无菌洞巾
A. 去除洞巾覆盖叶前,红色箭头指示朝向患者头面部;B. 去除洞巾覆盖叶后。

3. 局部麻醉　使用 1% 利多卡因溶液 5~10ml,行皮肤穿刺点和皮下进针路径局部麻醉。除患者对常用局部麻醉剂过敏或者患者拒绝使用麻醉剂外,均应实施局部麻醉。采取"进针-回吸-推注-再进针"交替的方式注射麻醉剂,若见注射器内有回血则应立即停止注射。超声引导下注射局部麻醉剂可提高穿刺路径及甲状腺前包膜处的镇痛效果,也可防止麻醉剂误入血管或甲状腺组织内。局部麻醉完成后,使用外径近似于 18G 或 16G 的注射器针头刺破皮肤穿刺进针点,以便于 CNB 活检针针尖顺利进入皮下。

【超声引导方法与穿刺入路】

与实施甲状腺结节 FNA 相同,实施甲状腺结节 CNB 必须全程在超声监护和引导下进行。由于 CNB 弹射式切割针不仅外径粗、刚性强,而且是通过切割方式获取组织标本,因此创伤远大于 FNA,更加需要强调对穿刺操作过程的管理,全面考虑,一丝不苟,绝对避免伤及重要的结构。

1. 横切面引导穿刺　颈部空间左右横向较开阔,而上下纵向空间因下颌骨和锁骨的限制而显局促。FNA 的细针外径较细,柔性较好,针长较短;CNB 的粗针外径较粗、刚性较强、针长较长且尚有弹簧枪身。如果说纵切面引导对于甲状腺结节 FNA 尚不宜首选,那么对于 CNB 则更是无益。超声探头应采取左右横切面或者斜横向切面引导和监视 CNB 过程。对于突入胸骨后的甲状腺结节,虽然可能有锁骨的阻碍,但仍需努力采取横切面或斜横切面引导穿刺,禁止采取纵切面或斜纵切面引导进针,以免切割针伤及肺尖甚或主动脉弓,引起气胸、大出血等致命性并发症。

2. 端侧式穿刺入路(end approach)　穿刺入路(puncture approach)或称穿刺路径,是指超声引导下穿刺针进入皮肤、皮下组织到达穿刺目标所经过的途径。FNA 负压吸引针取材时即使目标结节只有 3mm 左右,只要针尖(长度 2~3mm)进入目标结节即可提插或旋转取材,而 CNB 弹射切割针取材时需要针尖段和标本槽段(总长度 1.5~2.5cm)均进入目标病灶才行,切割针的最小工作幅度需达 1.5~2.5cm。因此,如果说边侧式入路(side approach)对绝大多数甲状腺结节的 FNA 尚且不适宜,那么对于甲状腺结节的 CNB 则几乎完全不可行。实施甲状腺结节 CNB 时,应以端侧式入路穿刺进针。

3. 无导针器(free-hand)法控针　CNB 弹射式切割针外径较粗,操作环节多。如果说实施甲状腺结节 FNA 时无导针器(free-hand)法是首选的引导和控针方法,那么进行甲状腺结节 CNB 时则更需要采用 free-hand 法。

图 2-20 展现了在超声探头横切面引导下,未使用导针器,采取端侧式穿刺入路,使用Ⅲ型弹射切割针实施甲状腺结节 CNB 的实际情景。

【活检针的操作要领】

综合甲状腺结节及其周围解剖环境的特征,可将实施 CNB 时活检针的正确操作

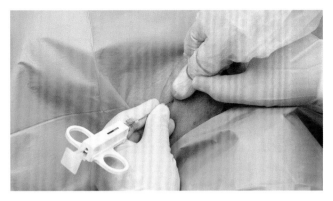

图 2-20　无导针器(free-hand)法引导与端侧式穿刺入路

要领归纳为"半槽多从容,两位最重要,针具须适宜,操作应轻柔,止血须彻底"的五点基本原则,并进一步细化为如下 10 个要领。

1. 切槽半长多从容　切割式活检针的标本槽可暴露长度有 1cm(半槽长)和 2cm(满槽长)两种情形可选,何种长度适宜需要综合结节的大小、结节的位置、结节的毗邻结构等因素在穿刺前预先设定。标本槽初始暴露长度设定为 1cm(半槽长)时,活检针进入目标结节后若发现槽长不足,可以继续向前推送针芯使标本槽暴露长度增加至 2cm(全槽长),以获得更长的组织标本(图 2-21)。初始暴露长度设定为 2cm(全槽

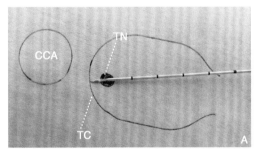
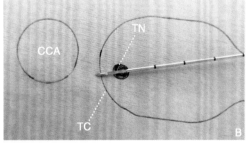
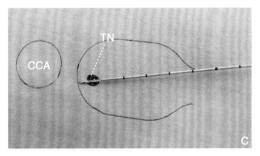

图 2-21　标本槽初始暴露长度设定为半槽长有利于活检针进入目标结节后按需要调节到全槽长度
A. 标本槽初始暴露长度为 1cm,可见针芯尖在几近甲状腺包膜(TC)时,目标结节(TN)有 1cm 长的组织位于标本槽内;B. 为了让更长的结节组织进入标本槽内,就需暴露标本槽全长,但此时显然不宜向前推进针芯,以免针芯尖突破甲状腺包膜(TC),甚至伤及邻近的颈总动脉(CCA);C. 保持针芯不移动,向后移动针鞘即可使标本槽 2cm 全长暴露,此时可见目标结节(TN)几乎全长位于标本槽内。

长)时,活检针进入目标结节后若发现因针芯尖位置不安全或针鞘切割缘位置不恰当而想临时缩短标本槽暴露长度至1cm(半槽长),活检针则必须在体内完成一次实际击发操作后退出体外或保持初始状态退出体外后完成一次空针击发,方可调整标本槽暴露长度,再重新穿刺进针,如此操作便会增加无效穿刺次数,增加不必要的患者机体损伤。因此,建议无论目标结节是何种情形,均宜将标本槽的初始暴露长度一律设定为1cm(切槽半长),以便从容应对在活检针进入患者体内后按需调整其标本槽暴露长度(多从容)。

2. 切槽闭合方进针　此要领有两层含义(图2-22)。首先应检查针芯与针鞘的安装组合是否正确。个别时候针具出厂时针鞘即已反向安装了,其"帽舌"状的切割缘被错误地置于标本槽的背侧,针鞘未能完全覆盖标本槽,导致进入标本槽内的病灶组织未受到帽舌状切割缘的切割,不能与病灶母体脱离,无法获取组织标本。因此,首先必须正确安装针芯与针鞘,确保针鞘可完全覆盖标本槽(切槽闭合);判断针芯和针鞘安装是否正确,可以查看针鞘切割缘与针芯尖斜面是否同侧(只有在穿刺进针前才能察看),也可以察看或触摸针座上的针鞘切割缘方位标识与弹簧枪身正面是否同侧(穿刺针进入体内后亦可以察看或触摸)。其次,穿刺进针时,无论标本槽的初始暴露

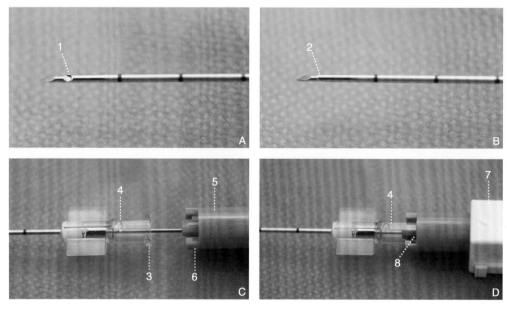

图2-22　切割式活检针的针鞘与针芯正确安装组合图

A. 错误安装后,针鞘未完全覆盖标本槽,标本槽处于未闭合状态(1);B. 正确安装后,针鞘完全覆盖针芯上的标本槽,标本槽处于闭合状态(2),针鞘和针芯在此状态下一起穿刺进针;C. 针鞘尾座与弹簧连接子连接前的状态(3-针鞘尾座旋转式锁卡、4-针鞘切割缘方位标识、5-针鞘与弹簧连接子、6-连接子旋转式锁扣);D. 针鞘尾座与弹簧连接子正确连接并锁紧后状态(8),针鞘切割缘方位标识(4)与弹簧枪身正面方位标识(7)应在同侧。

长度是多少,都必须在标本槽完全闭合状态下针芯和针鞘一起进针(切槽闭合方进针),不可先进针芯(露槽状态),再进针鞘。

3. 入靶停顿定初位　活检针针尖进入目标结节的近穿刺点时需作短暂停顿(入靶停顿),以确定针鞘切割缘的初始位置(定初位),该位置是"两位最重要"原则所指的第二个点位(图 2-23)。

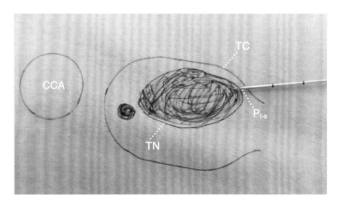

图 2-23　活检针进入目标后首先确定针鞘切割缘合适的初始位置
TC-甲状腺包膜,TN-目标结节,P_{i-s}-针鞘切割缘初始位置,CCA-颈总动脉。

4. 芯动露槽鞘不动　确定针鞘切割缘的合适初始位置后,即应保持针鞘固定不动(鞘不动),推动拉杆,向前推送针芯(芯动)直至标本槽暴露已达设定的长度(露槽)而不能继续前进时,靶结节病灶组织凭借其自身的弹性而突入标本槽内(图 2-24),针芯尖抵达其最终位置。

5. 针尖终位须明晰　针芯尖最终位置是"两位最重要"原则所指的第一个点位,在启动针鞘切割组织前必须确立安全的针芯尖最终位置,它关系到甲状腺结节 CNB 的安全性。图 2-24B 示,超声影像显示针芯尖处于绝对安全的最终位置而不再移动时(针尖终位)方可启动击发按钮,弹射弹簧,推动针鞘完成对标本槽内的组织切割。图 2-24C 示,切割完毕时,针芯尖仍需保持在原位置上,如此方能确保不误伤针芯尖前方的结构,特别是颈总动脉或气管壁。因此,针芯尖的最终位置即针芯尖不能再继续前进时的位置,也是启动切割活检时位置,必须清晰显示,确认安全,以此作为启动切割活检的必需条件。

6. 退鞘露槽化尴尬　当针芯尖向前接近安全临界点而标本槽仍未达到设定的暴露长度时(尚不足 1cm 或 2cm),是无法击发弹簧启动针鞘进行切割的(尴尬)。此时,为确保安全切不可继续向前推送针芯,而应采取向后撤退针鞘直至标本槽暴露足位

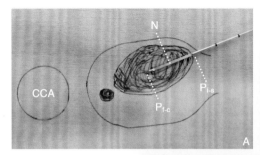
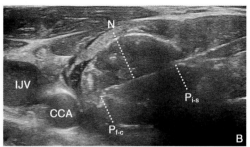
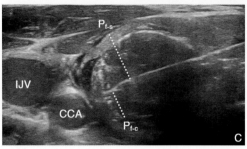

图 2-24 固定针鞘向前推送针芯显露标本槽以及确定针尖最终位置

A. 针鞘切割缘位于目标结节的近穿刺点处,针芯尖段与标本槽段完全位于目标结节内;B. 声像图示针鞘切割缘位于目标结节的近穿刺点处,针芯尖置于目标结节内未突出于结节外;C. 声像图示针鞘切割缘完成切割,位置移近针芯尖,标本槽再次被覆盖,针芯尖位置仍未改变(Pi-s-针鞘切割缘初始位置,Pf-c-针芯尖最终位置,Pf-s-针鞘切割缘最终位置,N-结节组织突入已暴露的标本槽内,CCA-颈总动脉,IJV-颈内静脉)。

(退鞘露槽)(图 2-25),在确认针芯尖位置安全后方可击发弹簧,启动切割(化尴尬)。

7. 切缘前向无障碍 切割取材依赖针鞘前端切割缘的快速向前运动,准备击发弹簧时需再次确认切割缘前方无动脉分支和较粗的静脉血管以及神经等重要结构,以防切割误伤。但凡胸无成竹时,决不可贸然击发弹簧。

8. 不见针尖不击发 必须在超声影像上始终清晰显示针芯尖并确认其处于安全位置上,否则不仅不能确保安全,也不能确认所获组织标本是否来源于目标结节。完成击发后也必须清晰显示针芯尖的位置(图 2-26)。

9. 轻柔拔针忌粗暴 完成切割取材向外拔针时,应尽可能以"三不"方式退针,即拔针不能偏离进针时的角度,拔针速度不宜太快,拔针用力不宜太猛,以免快速、猛力拔针过程中活检针的运动角度变化较大,而对甲状腺组织造成剪力性损伤。若粗暴拔针时又恰逢患者无意中较猛烈吞咽,可对甲状腺产生更为严重的剪力性损伤。

10. 彩超观察妥止血 拔出活检针后,术者应即刻对甲状腺包膜穿刺进针点以及皮下穿刺路径进行超声检查,观察甲状腺周围间隙和皮下穿刺针道处是否有血肿形成,尤其应使用彩色多普勒超声(CDFI)模式观察和判断是否有活动性出血(图 2-27)。若发现有少量血肿则医护人员应现场采取局部压迫 10min 左右,之后改为冰

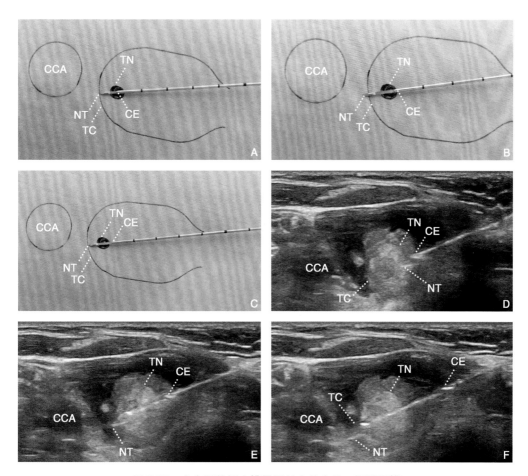

图 2-25　安全调整标本槽暴露长度的方法—退鞘露槽

A. 示意图中针芯标本槽暴露长度较短,预计标本长度不足;B. 示意图中向前推送针芯以增加标本槽暴露长度,但见针芯尖已突破甲状腺包膜,伤及近旁颈总动脉的风险较大,应避免采取如此方式调整标本槽暴露长度;C. 示意图中此时保持针芯尖处于安全位置不移动,向后拉动针鞘即可增加标本槽暴露长度;D. 声像图示液体隔离法使得颈总动脉和甲状腺外侧包膜的间距增大,针芯尖和针鞘切割缘进入甲状腺结节近缘;E. 声像图示向前推送针芯,标本槽暴露一部分,但尚未完全暴露,此时尚无法击发针鞘进行切割取材;F. 声像图示保持针芯不动,针芯尖仍处于安全位置上,向后拉动针鞘使得标本槽完全暴露,准备击发针鞘进行切割取材(TN-目标结节、TC-甲状腺包膜、NT-针芯尖、CE-针鞘切割缘、CCA-颈总动脉)。

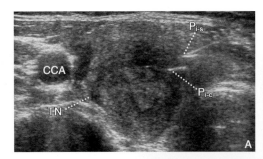
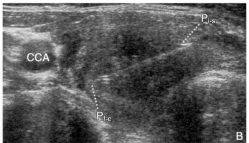
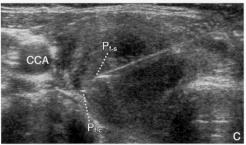

图 2-26 声像图上始终确认针芯尖处于安全和适当的位置

A. 针鞘切割缘和针芯尖的初始位置,已处于目标结节的边缘;B. 准击发状态时,针鞘切割缘的位置未变,针芯尖已抵达最终安全位置;C. 击发和切割结束后,针鞘切割缘抵达针芯尖处,两者均处于结节内的安全位置上(TN-目标结节、P_{i-s}-针芯尖初始位置、P_{i-c}-针鞘切割缘初始位置、P_{f-c}-针芯尖最终位置、P_{f-s}-针鞘切割缘最终位置、CCA-颈总动脉)。

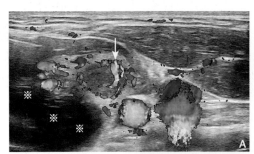
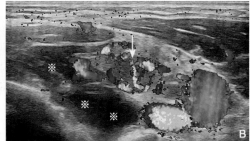
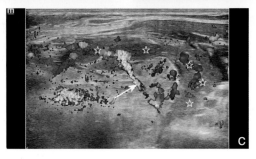

图 2-27 超声 CDFI 检查显示甲状腺结节 CNB 后结节内针道出血

A. CNB 前即刻,甲状腺结节内部高速动脉血流信号(箭头指示)及周边环绕的低速静脉血流信号;B. CNB 后即刻,结节内部未见明显针道或针道异常血流信号,箭头指示结节既有滋养血管未受损伤,甲状腺周围间隙未见活动性出血,※标注区域内为液体隔离带而非血肿;C. 另一患者的甲状腺结节 CNB 后即刻,结节的穿刺针道处见明显异常的血流信号(箭头指示),同时甲状腺周围间隙可见新鲜血肿(☆)。

袋压迫或患者自我压迫约 CDFI 发现甲状腺包膜针道处或皮下软组织内有明显的活动性出血信号，或超声连续检查发现短时间内血肿迅速增大，则提示出血速度较快，出血量较大，除了局部压迫外有必要采取静脉注射止血剂甚或使用微波消融针对 CDFI 显示的所有出血信号进行热凝固止血，直至在 CDFI 模态上确认活动性出血已停止。

【重视运用液体隔离法】

如同实施甲状腺结节 FNA 时一样，对于邻近气管、食管、颈总动脉或者甲状腺上（下）动脉的目标结节，应采用液体隔离方法增大目标结节与邻近结构之间的距离，营造切割针的安全操作空间（图 2-28）；液体隔离法也可使目标结节或甲状腺周围毗邻结构移位，优化穿刺路径（图 2-29）。CNB 切割针获取标本的部位是其标本槽，标本槽前端的针芯尖段长约 0.5cm，由于标本槽必须置身于目标结节内才能获取病灶组织，所以针芯尖段极有可能已经突出于结节以外，抵近甚至突破甲状腺包膜。切割针外径粗、切割缘锋利，针芯尖绝不可伤及气管、食管，尤其是颈总动脉、甲状腺上（下）动脉，所以实施甲状腺结节 CNB 时更加需要重视运用液体隔离法，有针对性地增宽甲状腺周围间隙，使潜在损伤风险较高的结构移离甲状腺，切实提高 CNB 的安全性。

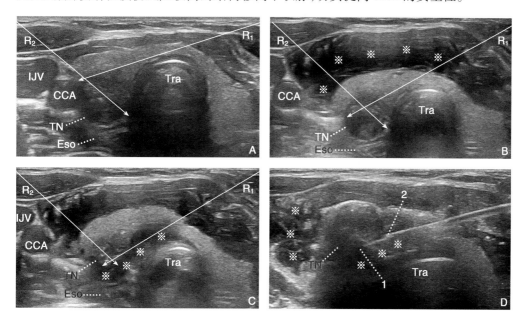

图 2-28　液体隔离法增强切割针安全操作空间（甲状腺乳头状癌 CNB 病例）

A. 自然状态下的甲状腺结节定位，取由外向内穿刺路径（R2）时切割针针芯尖极易伤及气管或食管；取由内向外穿刺路径（R1）时气管构成障碍，且针芯尖极易伤及颈总动脉；B. 对甲状腺前间隙和外侧间隙实施液体隔离，颈总动脉已移离甲状腺结节；C. 继续对甲状腺内侧间隙实施液体隔离，甲状腺结节移离气管和食管；D. 颈总动脉和食管已远离甲状腺结节，气管对切割针已无阻碍（R₁-由内向外穿刺路径、R₂-由外向内穿刺路径、TN-甲状腺结节、Tra-气管、Eso-食管、CCA-颈总动脉、IJV-颈内静脉、※-液体隔离带、1-针芯尖、2-针鞘切割缘）。

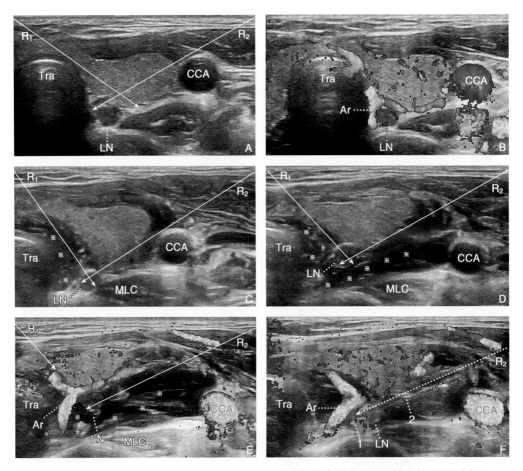

图 2-29　液体隔离法优化穿刺路径（甲状腺乳头状癌气管食管沟淋巴结转移灶 CNB 病例）

A. 自然状态下的淋巴结病灶定位（LN），由内向外穿刺路径（R1）受气管（Tra）阻碍，由外向内穿刺路径（R2）受颈总动脉（CCA）阻碍；B. 淋巴结（LN）周围有流速较高的动脉分支（Ar）；C. 甲状腺内侧间隙液体（※）隔离后，气管（Tra）已移离 R1 路径，但是淋巴结（LN）深部紧贴颈长肌（MLC），若取此路径切割针针芯尖势必进入颈长肌造成损伤；此时 R2 穿刺路径依旧未能安全地避开颈总动脉（CCA）；D. 继续对淋巴结（LN）和颈长肌（MLC）间隙实施液体隔离（※），灰阶声像图显示 R1 和R2 路径均已适宜穿刺进针；E. CDFI 声像图模式显示路径 R1 受动脉分支（Ar）阻碍，此路径不可取；F. 颈总动脉已移离路径 R2，切割针从 R2 进入淋巴结；针芯尖（1）虽然邻近动脉分支（Ar）但可安全避开，针鞘切割缘（2）至针芯尖（1）之间已无不安全因素。

　　透明质酸钠凝胶黏性强，扩散缓，吸收慢，用作液体隔离剂时注射少量即可制作较宽的隔离带，且隔离带张力大，滞留时间长，相较于 FNA，它对顺利实施 CNB 的意义更大。

六、标本处置与评估

（一）标本的处置

　　甲状腺结节 FNA 标本的起获方法是使用注射器连接负压吸引穿刺针将针腔内的穿刺标本喷涂在干净的载玻片上，CNB 标本的起获方法与之不同。切割针退出体外时弹簧的弹射力已经释放,针鞘前部完全覆盖标本槽。向后拉动拉杆 2cm,再将拉杆向前轻缓推送,针芯标本槽逐渐暴露后便可见到位于其内的活检标本。需注意的是,此时不应继续用力向前挤压拉杆以免启动针鞘击发,此时若针鞘再次击发则容易造成标本槽内的活检标本组织受到挤压而降低标本质量。用镊子、尖刀片或者注射针从标本槽中取出标本,置入盛有 10% 甲醛溶液(福尔马林)固定液的广口容器内,广口容器方便后续病理科技师从中取出标本(图 2-30)。使用 10% 甲醛溶液(福尔马林溶液)固定和保存组织标本,对常规 HE 染色和 IHC 染色组织病理学诊断均适合。如需对标本进行 EHC 染色组织病理学诊断,则应将新鲜的组织标本迅速置于液氮容器中快速冷冻保存。因此,穿刺术者应根据所要进行的组织病理诊断目标,妥善准备相应的标本处置方案。

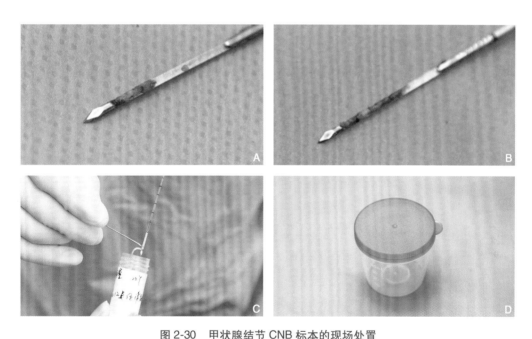

图 2-30　甲状腺结节 CNB 标本的现场处置

A. 标本槽内可见甲状腺结节组织条,长度约 1cm,占据标本槽前半部;B. 甲状腺组织条约占标本槽 2/3 长;C. 用注射针将成型的组织条从标本槽内取出,放入固定液容器中;固定液容器标签上需注明患者身份信息和标本属性信息;D. 广口标本盒,更便于存放和取出标本。

(二) 标本的物理性状

穿刺活检现场即应认真观察组织学标本,观察的重点内容包括标本是否成型,尤其是置入固定液后是否分散为细小的颗粒状;标本内是否含有过多血液,而实性成分太少;标本是否符合石蜡切片制作要求。建议穿刺术者平常应主动求教于病理医师,接受必要的病理标本质量控制训练,以增强穿刺活检现场对标本质量的评估能力。

(三) 标本的质量评估

标本质量(specimen quality)可分为高、中等、一般、差 4 个级别(图 2-31)。

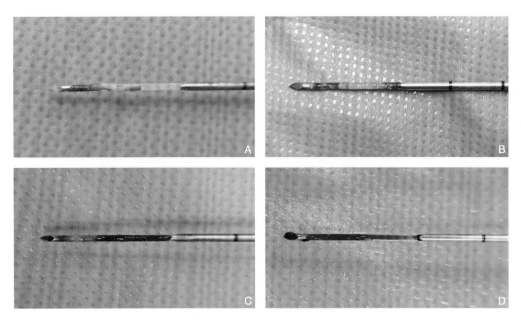

图 2-31　甲状腺结节 CNB 标本质量外观评级

A.高质量标本:长条形组织,连续、饱满,几无血性成分,占据标本槽大半部;B.中等质量标本:长条形组织,连续,前 1/3 段实性组织偏少;C.一般质量标本:长条形组织,仅前半段为实性组织,后半段以血性成分为主;D.差质量标本:仅为少量血性成分,几乎未见实性组织。

1. 高级别　标本实性组织成分丰富,连续条块状、成型不易碎。

2. 中等级别　标本含较多实性组织成分以及少量胶质或血性成分,断续但没有破碎。

3. 一般级别　标本胶质和血性成分明显,呈粗大颗粒状,不成型。

4. 差级别　标本几乎全呈液状,或胶质或血性,无颗粒物可见。

高级别和中等级别为标本质量满意;一般级别和差级别为标本质量不满意。遇标本质量不满意时需再穿刺一次,如果再次穿刺标本仍不满意者,为避免加重创伤甚至穿刺针道严重出血,应停止追加穿刺,可择机行热消融后即刻穿刺活检,因为热凝固有助于组织凝集,标本成型。

七、穿刺时机的选择

随着甲状腺结节外科手术治疗方式的演变,尤其是超声引导下热消融治疗技术的兴起,一方面甲状腺结节的穿刺活检病理诊断技术迅速普及和盛行,另一方面实施穿刺活检的时机也呈现多元化,而不再局限于治疗前。穿刺活检可以在治疗前、治疗中、治疗后进行,甚至可以根据甲状腺结节的综合性质订制合适的穿刺时机。

(一) 消融前活检

根据实施活检的时间距离将要实施消融治疗的日期远近,分为消融前先期活检和消融前即刻活检(pre-ablation biopsy)。

1. 消融前先期活检(biopsy before ablation)　即在消融治疗前的若干天实施穿刺活检,获得病理诊断结论。根据对患者进行的临床调查,笔者建议在患者确定接受消融治疗方案前2周对其进行穿刺活检为宜,这样既可为病理诊断留足所需时间,也可以尽早抚慰患者治疗前的心理焦虑,对过度担心恶性肿瘤穿刺活检后肿瘤细胞容易扩散和转移的患者,尤其要重视心理抚慰。

2. 消融前即刻活检(biopsy immediately before ablation)　即甲状腺结节消融治疗术中在即将启动射频或微波消融前实施穿刺活检取材,CNB结束后紧接着实施热消融治疗。采用这种穿刺活检模式,在消融治疗完成后数日才能知晓病理诊断结论。对于超声影像上结节性甲状腺肿、甲状腺腺瘤等良性声像比较典型者,消融前即刻活检模式是安全可行的。根据对消融治疗满5年的大样本乳头状癌病例随访结果,对乳头状癌患者也完全可以采取该活检模式,因为热消融对甲状腺乳头状癌具有确切、可靠的治疗效果与安全性。目前,尚无充分的临床证据表明热消融治疗对甲状腺髓样癌和甲状腺未分化癌也具有确切疗效,它们的治疗手段仍以外科手术切除为主,故对超声影像疑似髓样癌和未分化癌的甲状腺结节,不宜采用消融前即刻活检的模式。

(二) 消融后活检

根据实施活检的时间距离消融治疗结束的日期远近,分为消融后即刻活检(post-ablation biopsy)和消融后延迟活检。

1. 消融后即刻活检(biopsy immediately after ablation)　即在甲状腺结节热消融治疗结束后即刻,对消融区(原病灶区)实施穿刺活检取材。消融后即刻活检之所以可行,是因为细胞受到射频或微波引起的高热作用而被迅速凝固,发生热凝固变性(thermal degeneration),即刻发生的是细胞丧失活性而不是细胞坏死,此时细胞的形态、结构、排列方式、组织结构等均依然存在,光镜下的细胞学和组织学观察与诊断基础依旧如初。热消融后即刻穿刺取材与消融前活检的组织在光镜下表现高度接近,病理诊断结论不受影响(图2-32)。因此,根据甲状腺结节声像图表现而预判消融前穿刺活检标本质量不佳的良性结节,将其穿刺活检留待消融术中进行,不仅可以提高标本质量,而且不影响诊断的准确性。

2. 消融后延迟活检(delayed biopsy after ablation)　通常在甲状腺结节消融治疗后第6个月末,偶尔在消融后第3个月末对陈旧性消融区穿刺取材行组织病理学检查。热消融治疗后,随着时间推移,消融区组织在无菌性炎症作用机制下发生坏死,坏死物被巨噬细胞逐渐清除,消融区逐渐缩小直至消失。超声检查虽然是消融区演变情况的主要评估手段,但是对甲状腺乳头状癌热消融治疗后除了进行超声影像评估外,

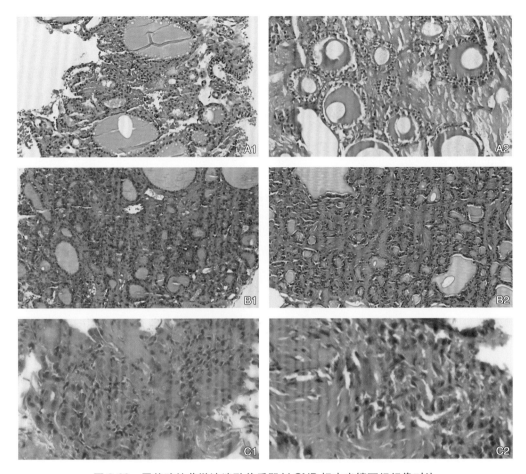

图 2-32　甲状腺结节微波消融前后即刻 CNB 标本光镜下组织像对比

A. 同一个结节两个时相的组织结构与形态显微像高度相似,双盲病理诊断均为结节性甲状腺肿(×200);B. 同一个结节两个时相的组织结构与形态显微像高度相似,双盲病理诊断均为甲状腺腺瘤(×200);C. 同一个结节两个时相的组织结构与形态显微像高度相似,双盲病理诊断均为甲状腺乳头状癌(×400)(1-消融前即刻标本、2-消融后即刻标本;双盲病理诊断-即标本送检者和病理检查者均不知晓标本属性信息,完全根据光镜下所见做出的病理诊断)。

尚需进行病理学评估,做到超声影像与病理学所见相互印证、相互补充,提高疗效评估的可靠性,确保乳头状癌热消融治疗的安全性(图 2-33)。若组织学病理检查发现消融区内或其附近周围区域内尚有结构完整、形态疑似的乳头状癌细胞,则须提高警惕性,结合 IHC 和 EHC 特殊染色组织病理学诊断,以防治疗不全面或不彻底,或者消融后肿瘤复发(图 2-34),必要时应予再次消融以巩固疗效。

(三) 消融后即刻活检的适宜手段

当前两种常用的甲状腺结节穿刺活检手段中,对于消融后即刻活检而言,CNB 更为合适。

1. FNA　不是消融后即刻活检的适宜方式。实践中发现消融后即刻使用细针穿刺方式较难提取到足量的标本(图 2-35)。可能是因为热消融造成细胞内和间质内水

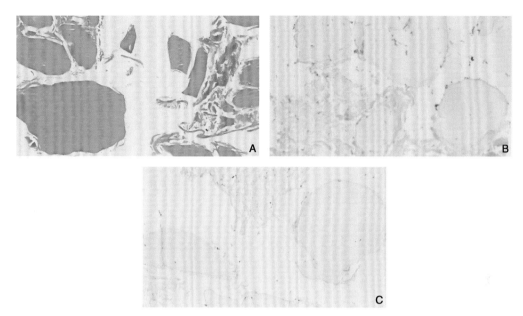

图 2-33　甲状腺乳头状癌微波消融后 6 个月 CNB 光镜下所见

A. 可见甲状腺滤泡结构轮廓,滤泡上皮细胞结构消失,呈红染、模糊(HE,×200);B. 仅见滤泡腔轮廓,GAL3 表达呈阴性(IHC,×200);C. 仅见滤泡轮廓,TTF1 表达呈阴性(IHC,×200);A~C. 均未见细胞结构,更未见恶性病变,提示 PTC 的微波消融达到组织学治愈。

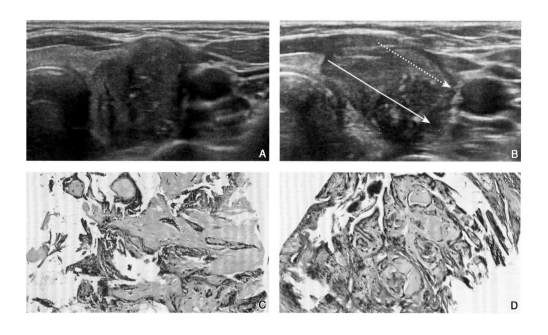

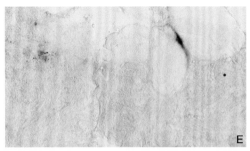
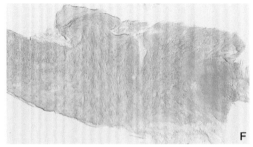

图 2-34　甲状腺乳头状癌微波消融后 3 个月 CNB 光镜下所见

A. 非微小甲状腺乳头状癌消融治疗前声像表现；B. 微波消融后 3 个月消融区声像表现（实线箭头指示中央域，虚线箭头指示边缘域）；C. 消融区中央域标本光镜下见甲状腺滤泡呈腺管状和乳头状增生，因挤压和烧灼，结构不清，间质纤维组织增生伴透明变性（HE，×200）；D. 消融区边缘域标本光镜下所见与中央域相似（HE，×200）；E. 边缘域标本 SDH 活性阴性（EHC，×200）；F. 边缘域 NADPH-d 活性阴性（EHC，×200）。

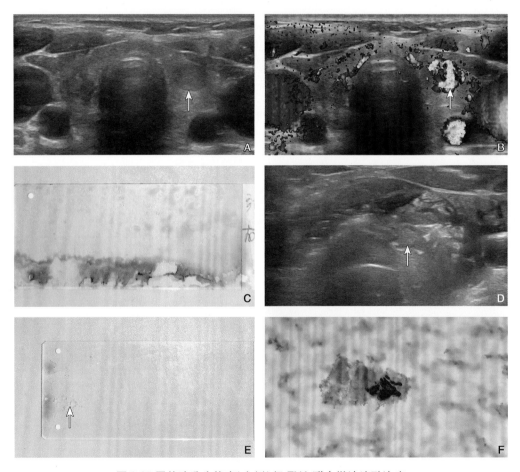

图 2-35 甲状腺乳头状癌（左侧）行 FNA 联合微波消融治疗

A. 右侧甲状腺合并滤泡性结节（箭头指示），同期进行 FNA 及微波消融治疗；B. CDFI 显示右侧甲状腺结节血流信号丰富，流速较快（箭头指示）；C. 消融前即刻 FNA 获取的右侧甲状腺结节标本性状，量较多，血性成分为主，颗粒物极少；D. 消融后即刻对右侧甲状腺结节再次 FNA（箭头指示）；E. 消融后即刻 FNA 标本数量极少，灰白色颗粒状（箭头指示）；F. 消融后即刻标本光镜下仅见极少量甲状腺滤泡上皮细胞，大小一致，排列规整，符合甲状腺良性结节特征。

分脱失,组织柔性降低并变得紧致,令细针的负压吸引力不足吸引细胞从消融区脱落进入针腔内。

2. CNB　组织脱水和致密化改变恰恰有利于标本成型,因此 CNB 是消融后即刻活检的适宜方式。

(四)　消融后即刻活检的优点

热消融可以改善标本质量并减轻穿刺引起的出血风险,提升穿刺活检病理诊断的效果和安全。

1. 改善组织标本质量　甲状腺结节的主要成分为滤泡,滤泡腔内充满丰富的胶质。除了乳头状癌和较为严重的桥本甲状腺炎结节外,多数滤泡性结节内缺乏纤维组织支撑和维系,穿刺获得的组织标本因胶质和血液含量丰富而缺乏联结力,置入福尔马林固定液后很容易散开为碎片,缺乏成型的条块状或大颗粒状组织,不利于制作合格的组织切片供病理诊断,甚至可能因组织量过少而无法诊断。热消融致细胞和组织脱水,原本含丰富胶体和血液的疏松滤泡结构变得致密,消融区组织弹性降低、变硬,组织间连接性增强,标本不易破碎,更易成型为条块状组织,有利于制作石蜡切片(图 2-36)。基于这样的机制,对拟行消融治疗的质地疏松甲状腺结节,将其穿刺活检放在消融后即刻进行,将会改善组织标本的质量,提升组织病理学诊断的效果。

2. 减轻活检针道出血　热消融致结节内部及周边血管迅速闭塞,达到阻断血流的效果,结节一旦失去血供,穿刺针道出血将会明显降低。基于这样的机制,对拟行消融治疗的富血管甲状腺结节,将其穿刺活检放在消融后即刻进行,将使 CNB 过程更加

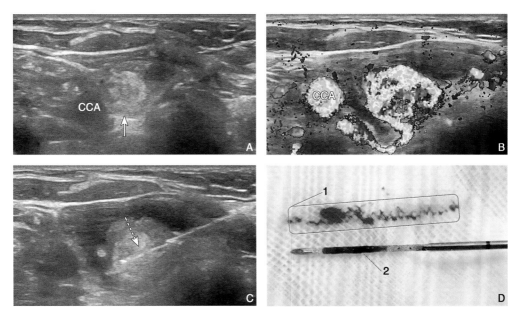

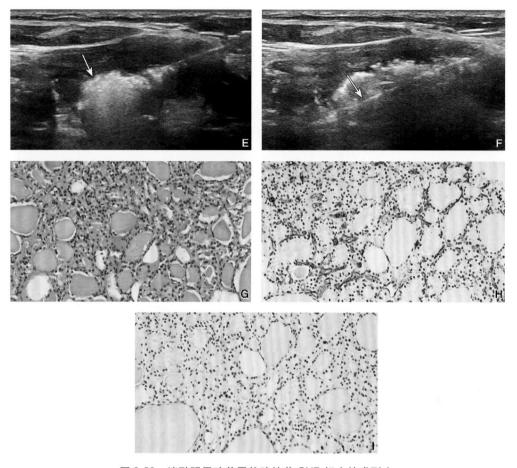

图 2-36　消融明显改善甲状腺结节 CNB 标本的成型度

A. 左侧甲状腺下极强回声结节（箭头指示），疑似滤泡性结节；B. CDFI 显示该结节滋养血流丰富且流速较快；C. 颈总动脉经过液体隔离法移离结节，安全实施结节 CNB（箭头指示针芯标本槽）；D. 1-包络线内为消融前即刻取材（对应图 C），仅见不成型的血液而无实性组织，无法制作组织学切片；E. 对结节实施微波消融凝固（箭头指示的强回声改变）；F. 热凝固后对结节再次 CNB（箭头指示针芯标本槽），所获标本见图 D 中 2 所指示，为轻度碳化的成型组织条；G. 光镜下所见证实消融后所获标本满足组织学诊断要求，见滤泡腔大小不一，细胞立方形，无明显异型，间质纤维组织增生不明显，未见恶性病变，提示滤泡性腺瘤（HE，×200）；H. 免疫组织化染色显示血管内皮细胞标志物 CD34 表达呈强阳性（棕褐色成分），提示结节组织内血管密度较高（IHC，×200），与图 B 所示结节血供极其丰富一致；I. 免疫组织化学染色显示 GAL3 表达呈阴性（IHC，×200），提示结节恶性的可能性较低。

安全。笔者对 251 例 CDFI 提示富血供的甲状腺结节采取微波消融前与消融后即刻粗针穿刺活检,对比研究各自的穿刺出血发生率。消融前活检致 38 例出血,其中一般出血 25 例,明显出血 13 例(图 2-37),出血发生率 15.14%。消融后活检方式为热阻断血流后活检 68 例,结节消融后即刻活检 183 例,这两种消融后活检方式均未出现明显出血,阻断血流后活检者有 5 例发生一般程度的出血。热消融后粗针穿刺活检总体出血发生率较消融前显著降低($P = 0.000$)。

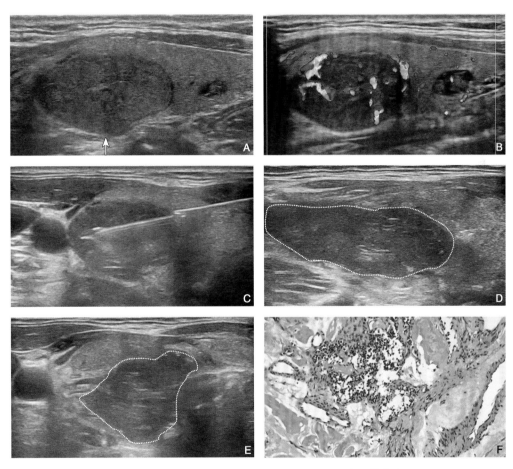

图 2-37　甲状腺结节热消融凝固前 CNB 致明显出血的声像图

A. 左侧甲状腺中上部低回声结节(箭头指示),境界清晰,有纤细的声晕,质地回声欠均匀,疑似滤泡性结节;B. CDFI 显示该结节滋养血流不甚丰富;C. 未提前进行热消融凝固状态下,使用Ⅲ型切割针对该结节实施 CNB;D. 长轴切面上,包络线内为新鲜出血,呈云雾状回声;E. 短轴切面上,包络线内为新鲜出血,聚集与甲状腺后内侧间隙;F. CNB 所获标本组织学镜检显示癌细胞呈巢状及乳头状分布,细胞圆形、卵圆形,核大深染,显著异型,间质内见红染均质的淀粉样物质沉积(HE,×200),组织学病理诊断该结节可能为甲状腺髓样癌。

3. **不影响病理定性诊断**　热消融使组织受到不可逆性的热损伤,迅速进入凝固变性状态而失去活性,但细胞的形态、结构、完整性、排列方式及细胞核形态等可以在短时间内仍旧保持原有状态,尚未进入坏死后的形态改变阶段。组织损伤与修复研究证明,组织坏死是以细胞丧失基本形态、细胞膜破裂、细胞核和细胞器溶解(细胞自溶)等为标志,通常在损伤数小时后才渐进开始,镜下观察到标志细胞死亡的自溶性改变,正如心肌梗死最早的形态学证据要在梗死后 4~12h 才出现一样,经过消融的甲状腺结节组织在短暂时间内尚未出现大片明显的坏死形态学改变。故消融后即刻活检取得的标本,经与消融前即刻穿刺所得标本的自身对照,光镜下的细胞与组织定性不受影响,消融前后即刻的病理诊断结论一致(图 2-32)。

视频:消融后即刻活检的优点

4. 消除潜在针道种植　尽管大样本回顾分析证明了甲状腺癌穿刺活检针道脱落种植形成新肿瘤的发生率极低,但是患者和医师仍会有所顾虑。消融后即刻细胞虽然尚未进入坏死阶段,但是已经凝固变性,丧失活力,即便发生针道脱落,也丧失了形成新生肿瘤的能力。所以消融后即刻穿刺活检,尚有助于预防穿刺针道肿瘤细胞脱落种植的潜在风险发生。

(五) 消融后即刻活检的缺点

热消融后,消融区的范围将超过原目标结节的范围,尤其是对乳头状癌结节而言更是如此。消融区还会出现回声减低,空间构象改变(包括形状和位置的改变)等变化,使得原目标结节失去原有清晰的境界和定位。如果原目标结节比较小,那么消融后穿刺很可能发生取材的部位并非原目标结节位置,从而导致最终的病理诊断结论是真实的,但却不属于真正病灶的。对此,穿刺术者需要予以警惕,应在术前做好预案。一方面应加强甲状腺结节热消融前后空间构象的对比识别训练,另一方面对疑似微小乳头状癌的甲状腺结节尽量在消融前活检,包括消融前即刻活检。

八、取材部位与穿刺针数

标本质量的好坏不仅在于其成型度是否良好,更在于所取部位的组织内是否含有丰富的肿瘤细胞,与研究目标相关的成分是否丰富。如果组织内含有丰富的肿瘤细胞或关键成分,即便成型度较差,也可将不成型的标本按照细胞学诊断送检,获取细胞学诊断结论。如果标本成型度虽好,但是肿瘤细胞或关键成分含量较少,那么也较难达到有效的组织学诊断目的。CNB 弹射式切割针的特殊构造及取材原理,令其不可能像 FNA 那样采用一次进针多针道取材的"9+X"针道操作模式,反复多次粗针穿刺取材无疑更容易增加创伤。所以,应事先审慎设定穿刺取材部位,努力提高一针穿刺取材满意度。

(一) 消融前穿刺活检的取材部位

分为两种情形。

1. 囊实性混合回声结节　应穿刺实性组织区域。需注意的是超声影像上实性回声区域并不一定是实性组织,胶质合并陈旧性出血时亦表现为实性回声但绝不是实性组织,如何鉴别真假实性组织,仅靠 CDFI 是不够充分的,目前最可靠的鉴别手段当属超声造影(CEUS)(图 2-38),造影增强者表明其内含有丰富的血管,对应的是实性组织。除非如图 2-39 所示的甲状腺乳头状癌结节组织确实是实性且没有坏死成分,但是超声造影却未见造影剂充填,表明毛细血管内没有血流进出。这种情形十分罕见,应有潜在的特殊原因可寻。

2. 完全实性回声结节　需要结合的 CDFI 或 CEUS 表现,穿刺针应规避血流信号丰富尤其管径较粗和流速较快的血流信号区域。

(二) 消融后即刻穿刺活检的取材部位

热消融后即刻穿刺活检分为滋养血流热阻断后活检和结节热消融后活检两种

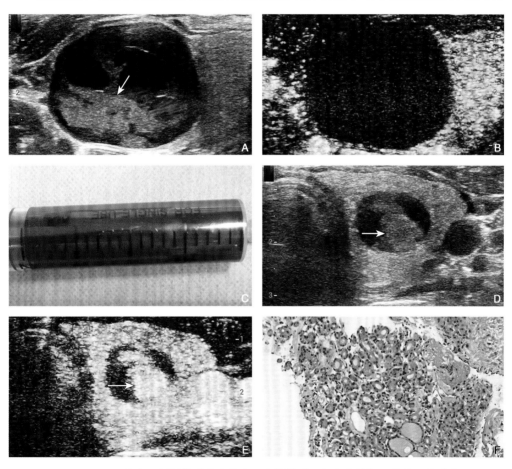

图 2-38　同一患者双侧甲状腺囊实混合回声结节增强程度截然相异的 CEUS 声像
A. 左侧甲状腺中部囊实混合回声结节,无回声区域居多,囊壁较薄,中等实性回声区域(箭头指示)与同侧甲状腺组织声像相似;B.CEUS 模式显示左侧甲状腺中部结节整体均无增强;C. 来自左侧甲状腺中部结节的咖啡色黏稠囊液,系胶质合并陈旧性出血;D. 右侧甲状腺中部囊实混合回声结节,无回声区域居半,囊壁较薄,中等实性回声区域(箭头指示)与同侧甲状腺组织声像相似;E. CEUS 模式显示右侧甲状腺中部结节实性回声区域高增强(箭头指示),无回声区无增强;F. 右侧甲状腺中部结节 CNB 组织学镜检提示腺瘤样变(HE,×200)。

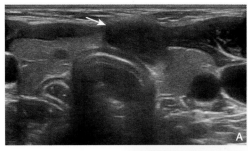
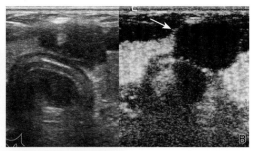
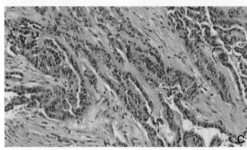

图 2-39　甲状腺峡部实性无坏死结节整体无增强的 CEUS 声像

A. 甲状腺峡部偏左侧低回声结节(箭头指示),与前方的带状肌分界不明晰;B. CEUS 模式显示该结节整体无增强(箭头指示),亦无明显增强的结节包膜;C. 该结节 CNB 组织学镜检(HE,×200)未见坏死物,甲状腺滤泡增生呈腺管状和乳头状,细胞明显异型,细胞核内可见假包涵体和核沟,间质纤维增生较明显,病理诊断为甲状腺乳头状癌。

情形。

1. 阻断滋养血流后活检　即仅对结节的滋养动脉进行热凝固以阻断其内血流,而未对结节组织实施消融,此时应从结节的实性区域穿刺取材。如果仅仅是出于减轻活检针道出血的目的,采取滋养血流热阻断后活检即可,但其前提条件是结节的滋养血流信号要明显、可辨识。其特点是在滋养血流进入结节之前将之消融阻绝。其优点是所获结节组织本身没有被热凝固,仅仅是急性缺血而已,更不会出现碳化;其缺点是增加了结节以外正常腺体组织的热损伤,并且滋养血管数量越多,损伤结节外腺体组织就越多。

视频:阻断滋养血流后即刻活检

2. 结节整体消融后活检　即对甲状腺结节整体热消融后再穿刺取材,取材时需避开消融针道区,以免取到的是严重碳化的组织。热消融时消融场内的温度分布是以针道为原点向外周对称性递减,针道处组织因温度最高而碳化程度最严重,针道以外组织主要表现为凝固变性,而消融区(ablation area)边缘处组织的凝固变性可能尚不完全。根据消融场组织凝固程度的不同,可将其分为四个区域(图 2-40)。消融场内组织凝固程度的差异性提示,消融后即刻穿刺活检取材时需避开针道碳化区(图 2-40A),若取得的标本是严重碳化的组织(图 2-41),在病理制片时极容易发生组织脱落,或者因为严重碳化导致细胞结构不清而丧失可供诊断的信息。最佳取材部位应该是介于中央域和边缘域之间的中间域(图2-40B)。采用结节热消融后活检方式不需要再专门针对结节的滋养血管进行消融,而是将结节以内的血管床和结节的滤泡组织同期消融,减少了操作环节,节省了消融耗时,并且结节以外的正常腺体受损亦减少了。消融后即刻穿刺取材不仅不影响组织病理的正确判断,还能提高标本成型度(sample formability),减轻活细胞在针道种植(needle tract seeding),因此,结节热消融后即刻活检成为更受推崇的方式。

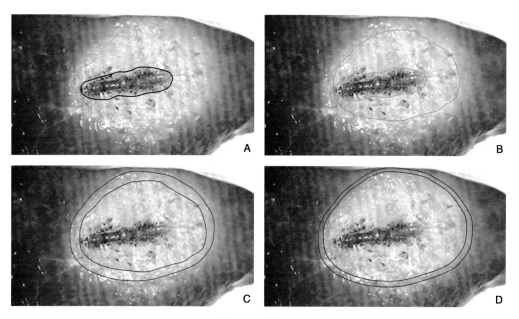

图 2-40　离体猪肝微波消融区分区图

A.中央域:黑色包络线以内区域,主要为针道区,包括针道腔、针道壁、针道旁,外观呈褐色,系轻度组织碳化所致。B.中间域:绿色包络线之间区域,外观呈明亮灰白色,略显干燥,组织完全凝固但未碳化。C.边缘域:紫色包络线之间区域,组织凝固程度次于中间域,外侧缘甚或未完全凝固,外观呈淡灰白色,略显湿润。D.过渡域:蓝色包络线之间区域,系活性几乎正常的邻近消融区的组织。

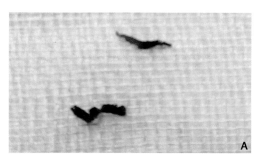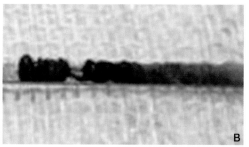

图 2-41　碳化组织外观

A.轻至中度碳化,呈褐色,焦黑色成分居少数,尚可制作组织切片,用于显微镜下观察;B.重度碳化,呈焦黑色,不可制作组织切片。

视频:结节整体消融后即刻活检

（三）消融后延迟穿刺活检的取材部位

甲状腺乳头状癌热消融治疗后，通常在第 3 个月末或第 6 个月末对消融区进行 CNB 穿刺取材，用以镜下评估消融区组织的坏死程度以及是否有肿瘤残余或复发，这对保障热消融治疗甲状腺乳头状癌的安全性具有重要意义。这就要求不仅对消融区中间域取材，也要对消融区边缘域乃至过渡域组织取材（图 2-42）。过渡域取材应优先选择邻近气管、食管或喉返神经的部位，因为如果这些部位存在残余癌灶或存在潜在的卫星癌灶，那么其进展后仍有可能侵犯邻近的结构，对后续治疗造成较大的技术难度。所以优先判明这些过渡域部位的组织学状态是甲状腺乳头状癌/滤泡性癌热消融治疗后 CNB 评估的重中之重。

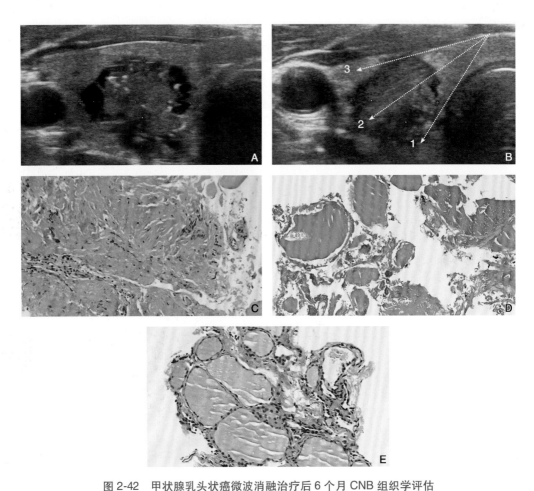

图 2-42　甲状腺乳头状癌微波消融治疗后 6 个月 CNB 组织学评估
A.乳头状癌消融前声像图；B.消融区取材部位指示图，箭头 1 指示边缘域，箭头 2 指示中间域，箭头 3 指示过渡域；C.箭头 1 边缘域 CNB 组织镜检所见，纤维组织增生伴透明变性，散在炎细胞浸润；D.箭头 2 中间域 CNB 组织镜检所见，完全为没有滤泡上皮细胞的坏死物质；E.箭头 3 过渡域 CNB 组织镜检所见，为正常的滤泡结构，未见恶性病变。C~E 均属 HE，×200。

九、并发症的预防与处理

(一) 选择合适的穿刺手段

1. 基于结节质地的声像表现选择　对于声像图上表现为滤泡结构丰富、滤泡腔较大、胶质含量多、质地疏松的滤泡性甲状腺结节,FNA 获取的标本中有形成分甚微,较难形成确切的细胞学病理诊断意见。因此,CNB 是此类结节穿刺活检的首选手段。声像图上,这类结节多表现为总体等回声或稍低回声,结节的质地或为较疏松的实性结构或为囊性与实性杂合(图 2-43)。即使是 CNB,组织标本也常常因含胶质成分较多而容易分散不成型,不利于石蜡包埋和制作合格的病理切片。实践工作中,我们对此类结节多使用微波或射频消融针先行热凝固,令结节组织脱水、紧致后再使用 CNB 切割针进行穿刺取材,经过如此技术处理后,组织标本容易成型,不易分散,病理切片合格率明显升高。

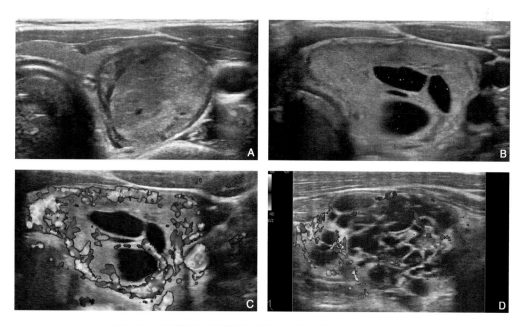

图 2-43　结节质地声像强烈提示 CNB 应放在热消融后进行

A.结节周边有多道无回声环,系滋养血管;实性区域回声中等略偏低,欠均匀,质地柔软,该种结节的滤泡腔内含有丰富的胶质滴;B、C.结节囊实混合性,透声良好的区域为胶质聚集而成的数个胶质湖,实性回声区域质地柔软且血供丰富,虽然没有形成胶质湖,但是滤泡腔内含有丰富的胶质滴;D.结节系实性条索分隔成的若干个胶质湖,每个胶质湖都较小,实性分隔上有程度不同的血流信号。对 A~D 所示的结节类型,CNB 所获标本主要为胶质或胶质与血液混杂的成分,少有成型的组织,一旦置入福尔马林固定溶液中将迅速溶解和分散,致 CNB 诊断效能较低;建议先行热消融令胶质内水分蒸发,结节组织凝集成型后再实施 CNB。

胶质湖(colloid lake)是指甲状腺滤泡腔因胶质潴留增多而不断增大,抑或多个滤泡腔内的胶质滴汇聚在一起,以致形成能被超声分辨的囊性占位灶,形状不定,大小不一,透声良好,声像图上好似充满胶质的湖泊。显微镜下显示甲状腺滤泡腔含有胶质,这是正常的生理现象,但是正常情况下由于胶质含量少,尚不足以使滤泡腔被超声显示。胶质湖这个概念有助于理解和区分声像图上"显性的"胶质潴留和"隐性的"滤泡腔内胶质。

2. 基于结节血供的声像表现选择　当 CDFI 模式显示甲状腺结节滋养血管丰富、管径较粗、血流速度较高,且切割针不易规避时(图 2-44),应充分意识到穿刺后出血的高风险,不可贸然实施穿刺。此时,对于声像特征趋于乳头状癌结节、桥本甲状腺炎结节或亚急性甲状腺炎结节者,建议仅实施 FNA,现场根据所获标本形状判断是否需要继续实施 CNB;而对于不适宜 FNA 的滤泡性结节,无论质地是否疏松,胶质含量是否丰富,均宜先行热消融凝固滋养血管阻断血流,再使用 CNB 切割针进行穿刺活检取材,可杜绝或显著减轻穿刺活检取材引起的出血。

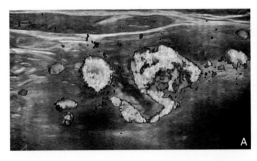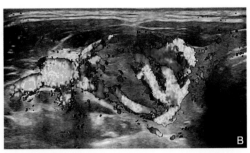

图 2-44　结节血供声像强烈提示 CNB 应放在热消融后进行

A. 甲状腺下极结节,接受甲状腺下动脉分支供血;B. 甲状腺中上部结节,接受甲状腺上动脉和下动脉共同滋养。从 CDFI 信号特点可以推断滋养血管较粗,流速较高;不宜采用 FNA,因为所获标本中将是血液成分为主,甲状腺滤泡细胞含量极少;也不宜直接行 CNB,因为出血的风险很大,且标本成型度很低,而应该在热消融后即刻活检。

然而,上述技术处理对止血虽然成效明显,但是对于单纯行穿刺活检的病例而言,使用微波或射频消融针凝固血管后再活检,无疑将会增加患者的医疗成本。因此,对血管丰富的滤泡性结节,如果将 CNB 穿刺活检病理诊断与热消融治疗统一起来即诊治合一,便可很好地化解出血风险,提高标本质量,且减少额外经济花费。

（二）选用合适的穿刺针具

1. 优选切割长度可调的切割针　甲状腺结节大小多有差别,结节周围的正常腺体组织厚度也有个体差异,结节周围包绕血管多寡不一,因此选择 CNB 切割针时应重点考虑标本槽暴露长度可调节的切割针,以免标本长度不足或结节周围组织被过度切取,也有利于提高穿刺取材时甲状腺血管的安全性。

2. 优选"半自动"弹射切割针　CNB 弹射式切割针的基本特点是外径粗、针尖段长、针鞘切割缘锋利,因此穿刺活检时不仅要关注甲状腺本身的安全,还需要关注甲状腺周围结构的安全,如颈总动脉、气管、食管等。Ⅲ型"半自动"切割针小巧轻便,适宜术者单手操控,方便精细调节针尖和针鞘前缘的位置,并可视情况随时中止活检操作,其安全性明显高于Ⅰ型和Ⅱ型"全自动"切割针。

(三)出血评估与止血

CDFI 是超声影像观察血流信号的基本模式,而且使用十分简便,可随时与二维灰阶显示模式相互切换,切换过程耗时不足 1s。实施 CNB 穿刺活检时,必须使用 CDFI 模式观察穿刺路径及其附近的血流信息,穿刺针必须绝对规避动脉和尽力规避静脉。完成穿刺操作后还必须使用 CDFI 观察穿刺针道活动性出血。应避免使用没有 CDFI 功能的超声影像设备引导 CNB。

1. 超声评估出血　二维超声和 CDFI 是观察甲状腺内部与周围间隙内出血状况的最迅速和最有效手段。但是,对于持续的缓慢渗血或急性快速出血趋缓后,CDFI 模式有可能显示不了出血点,若有条件使用超声造影模式(contrast-enhanced ultrasonography,CEUS)则可以弥补 CDFI 的不足。鉴于当前超声设备上 CEUS 模式尚未能像 CDFI 模式一样普及,且部分穿刺术者尤其是非超声专业的其他临床学科穿刺术者对 CEUS 的操作未必娴熟,故强调优先使用 CDFI 模式。术者拔出穿刺活检针后,应立即全面细致地观察和判断出血状况。必须使用超声检查进行评估,肉眼观察、手触诊甚至依靠患者自我感觉进行评估都是不可靠的。

(1)观察内容(图 2-45):①甲状腺实质内是否有明显的活检针道声像;②活检针道处是否有明显的血流信号延伸至甲状腺包膜乃至皮下针道内;③甲状腺实质内是否有明显的裂隙样回声;④甲状腺周围间隙内是否出现较多的云雾状回声。

(2)出血程度:①轻微出血,没有出现上述声像表现者并不表明绝对无出血,而是出血量极少,超声影像上未能表现出来。穿刺活检虽然微创,但是仍属有创,故不存在绝对无出血的情形;②一般出血(图 2-45A),活检针道有可见的血流信号延伸至甲状腺包膜,但甲状腺周围间隙内血肿范围较小;③明显出血(图 2-45B～F),活检针道有明显的血流信号延伸至甲状腺包膜乃至皮下针道内、甲状腺实质内出现明显的裂隙样回声、甲状腺周围间隙内出现较多的云雾状回声,具有其中一种表现者即应考虑出血程度较为明显。

2. 彻底止血　止血务必彻底。彻底止血的前提是找准出血点并使之完全和永久闭合。必须使用 CDFI 甚或 CEUS 找准出血点,止血手段才能有效发挥作用。

(1)压迫止血:穿刺路径不是单一的穿刺点,出血点可以出现在穿刺路径上的任何一处,但是最主要发生在皮下静脉、甲状腺包膜穿刺点或带状肌(尤其是胸锁乳突肌内潜在血管更多、更易发生出血)。机械压迫点必须准确落到具体的出血点上,而

视频:出血程度的超声评估

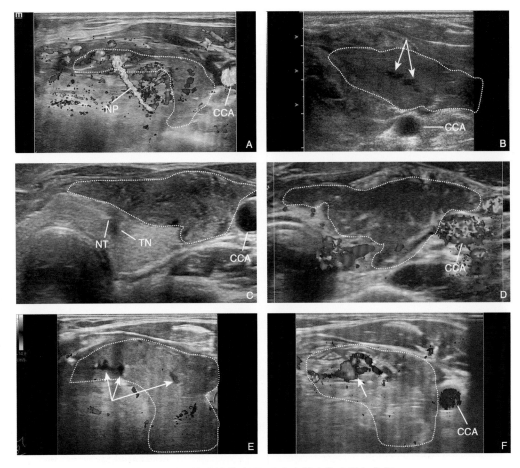

图 2-45　甲状腺结节 CNB 后出血的声像表现与分级

A. 甲状腺组织活检针道全程可见明亮的多色血流信号(箭头指示)延伸至甲状腺前包膜,提示针道出血且流速较快;甲状腺前间隙及外侧间隙内可见云雾状回声(包络线以内),提示甲状腺周围间隙新鲜积血;B. 甲状腺前间隙内可见云雾状回声(包络线以内),其内可见裂隙样无回声区域(箭头指示),提示甲状腺前间隙血肿且血液尚在流动;C. 甲状腺前间隙内可见云雾状回声(包络线以内),系甲状腺上动脉前包膜支破裂出血所致;D. 甲状腺上极横切面上见气管前间隙、甲状腺前间隙和外侧间隙云雾状回声连成一体(包络线以内);E. 甲状腺峡部水平横切面上,见甲状腺前间隙和外侧间隙云雾状回声连成一体(包络线以内),其内可见多个无回声裂隙(实线箭头指示);F. 甲状腺下极水平横切面上,见甲状腺外侧间隙云雾状回声(包络线以内),颈总动脉受挤压明显外移;CDFI 显示裂隙内彩色血流信号(箭头指示),提示活动性出血。CCA-颈总动脉,NP-针道,NT-针尖,TN-甲状腺结节。

非皮肤表面的穿刺点;更不能压迫到颈动脉窦,以免引起血压降低、心动过缓甚至心脏骤停的风险;既不能轻压也不能重压,轻压不能有效止血,重压可致患者呼吸困难。①虽然手掌或冰袋等重物机械压迫是简单、易行、实用的止血手段,但是压迫点必须准确,压迫程度必须合适,否则不能奏效。②CDFI 持续观测下超声探头压迫止血。CDFI 可快速定位活动性出血点和测定出血流速,有助预测短期内的出血量。此外,尚可同步观察甲状腺腺体内和甲状腺周围间隙内的血肿范围,以及气管受血肿压迫的程度。当 CDFI 定位活动性出血点后,探头便固定在出血点对应的体表处,用力施压探头,因探头与皮肤的接触面积小于手掌压迫时的接触面积,因而提高了局部压强,更加有利于闭合出血点。压迫过程中 CDFI 持续显示出血点处的流速变化,当出血点彩色多普勒信号减弱、消失时,更加有助于术者客观判断成功止血(图 2-46)。

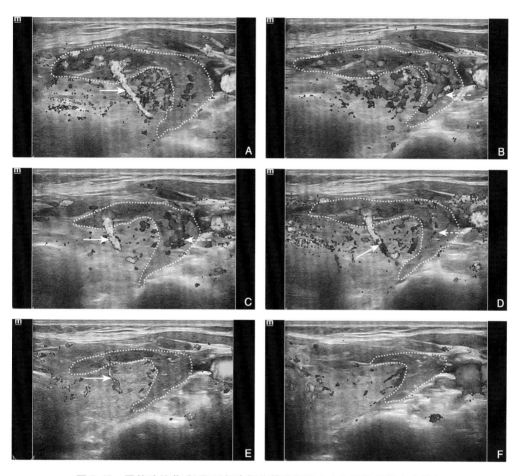

图 2-46　甲状腺结节 CNB 后超声探头精准压迫止血和连续监测出血转归

A.CDFI 显示 CNB 活检针道内明亮的五彩血流信号(实线箭头指示),提示出血速度较快;B.CDFI 显示甲状腺前间隙和外侧间隙内血肿(包络线范围内),血肿内见明亮的较宽红蓝色信号(虚线箭头指示),提示血肿内有血液流动;C.超声探头边压迫边观察出血,见活检针道血流彩色信号亮度略变暗(实线箭头指示),外侧间隙血肿内流动信号亦略有减弱(虚线箭头指示);D.CDFI 显示针道内血流信号进一步变暗(实线箭头指示),甲状腺周围间隙血肿内流动信号明显减弱(虚线箭头指示);E.CDFI 显示针道内血流信号进一步变暗、变窄(实线箭头指示),血肿内流动信号消失,血肿未再增大;F.CDFI 显示针道内血流信号消失,提示活动性出血停止,外侧间隙血肿可见变窄;A~F.持续压迫时间为 3min15s。

止血成功后松开探头,但此时尚不可让患者离开现场。数分钟后应再次使用 CDFI 或 CEUS 观察出血点是否有"死灰复燃"现象,以免患者离开现场后发生再度出血。

(2)微波热凝固止血:面对出血,穿刺术者必须现场果断地采取有效措施,不可左顾右盼一味地等待"救援"。如遇出血速度较快,甲状腺周围间隙积血量较大,局部压迫不能有效止血时,应迅速启动热消融凝固止血(thermal coagulation hemostasis)预案。使用 CDFI 或 CEUS 清晰定位活动性出血点,引导消融针快速、安全抵达出血点处,启动能量输出后数秒内便可凝固出血点(图 2-47)。热消融的手段以微波为首选,因为微波升温速度最快,升温幅度最强,止血效果最可靠。如无微波消融设备,也可以使用某些热效率较强的单针单极式射频。但是不建议使用热效率较低的某些单针双极式射频,因为该型射频消融针升温慢,升温幅度不强,更不建议使用

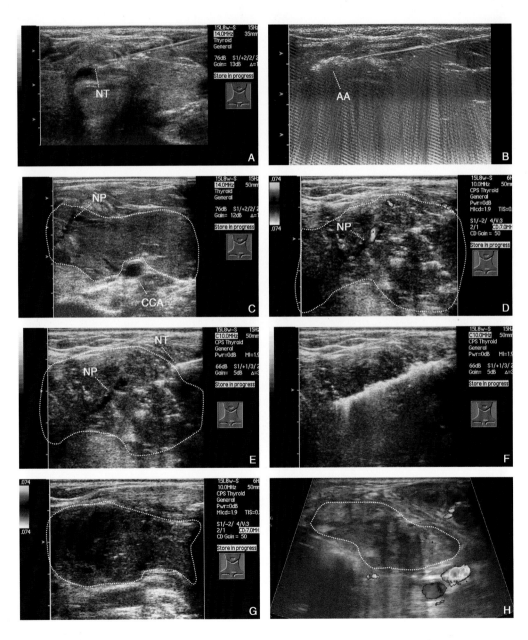

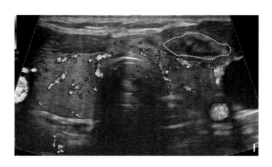

图 2-47　微波消融成功制止甲状腺穿刺术中的严重出血

A. 峡部后间隙局麻与隔离；B. 峡部结节射频消融中；C. 左侧甲状腺前间隙血肿形成（包络线以内），血肿内可见针道（NP），颈总动脉（CCA）受血肿压迫明显移位；D. CDFI 显示针道内有明亮的蓝色信号，提示活动性出血；E. 微波消融针针尖（NT）即将进入血肿区；F. 微波消融针针尖准确进入出血的针道内并开始发热凝固（强回声改变）；G. CDFI 显示血肿内再无流动信号，提示已无明显的活动性出血，血肿区未再增大（包络线以内），遂改为机械压迫止血；H. 消融止血后第 10 天，陈旧性血肿略有缩小（包络线以内），无活动性出血；I. 消融止血后第 6 个月，陈旧性血肿明显缩小（包络线以内），左侧甲状腺血供正常。NT-needle tip 针尖，AA-ablation area 消融区，NP-needle passage 针道。

视频：微波凝固快速止血

激光消融。

经再次 CDFI 或 CEUS 观察确信已无出血信号后，方可结束止血过程。绝不允许患者在尚未确切止血的情况下离开手术室甚至离开医院。

十、组织病理学检查与诊断

组织病理学诊断是 CNB 的主要目标。CNB 的最大优点是标本量大，含有较多的组织和细胞，可以看到组织结构，这对于病理诊断非常重要。在 HE 染色形态学观察的基础上，CNB 活检组织还可进行 IHC 染色和分子病理检测，这对于病理诊断和鉴别诊断具有重要意义。一方面可以鉴别肿瘤的组织学类型及肿瘤起源，是原发还是转移；另一方面还可以了解其分子及基因水平上的改变，如有无 *BRAF*、*RAS* 和 *RET* 等基因突变等。正所谓"眼见未必真实"，异位生长在甲状腺内的甲状旁腺并不罕见，异位甲状旁腺发生肿瘤更不罕见，即便是敏感性很高的高频超声影像检查也只能界定其为甲状腺内结节。为正本清源需借助 IHC 染色的组织学检查，在甲状腺/甲状旁腺/转移等肿瘤鉴别中找出科学证据，如表达甲状腺转录因子（thyroid transcription factor，TTF），还是表达甲状旁腺激素（parathyroid hormone，PTH），即可判断目标"甲状腺"结节究竟是真甲状腺结节（TTF 呈阳性），还是真甲状旁腺结节（PTH 呈阳性），还是其他肿瘤转移而来的。即便都是甲状腺起源的结节，是滤泡上皮细胞来源的乳头状癌/滤泡性癌或滤泡旁细胞来源的髓样癌亦需要加以鉴别，因为它们的生物学行为和预后都是不同的，这也需要借助 IHC 染色找到各自的特异性标志物（tumor-specific marker）。

另外,不同组织类型的恶性肿瘤细胞,甚至同一组织类型处于不同阶段的恶性肿瘤细胞,它们的增殖潜能会有差别,这也需要借助 IHC 染色了解其细胞增殖指标 Ki-67 等来加以判断。

肿瘤特异性标志物如同肿瘤的身份证明,它可以是基因(DNA 或 mRNA 片段,或拷贝与转录过程中的调控因子),也可以是基因所编码表达的蛋白质,还可以是细胞合成的具有激素功能的多肽链等,HE 染色不能显示这些潜藏在细胞内的标志物。IHC 染色利用抗原-抗体特异性结合的原理,用已知抗体去标记肿瘤组织内的未知抗原(即肿瘤特异性标志物),通过抗原抗体结合反应后呈现的阳性着色,显示该肿瘤组织所含有的抗原,从而达到明确诊断的目的。虽然已有零星研究尝试使用 FNA 提取的细胞学标本进行 IHC 染色诊断,但往往因标本量太少,难以满足,目前 IHC 染色诊断仍主要以 CNB 所获得的组织学标本较为可靠。

随着超声引导下微波/射频热消融治疗甲状腺乳头状癌及其淋巴结转移癌临床实践的兴起,对恶性肿瘤消融区灭活程度的研判也是十分重要和非常必要的。尤其在消融治疗后短期内消融区的超声影像尚无明显缓解,HE 染色观察肿瘤细胞结构尚存的情况下,热消融治疗的效果确切性必然会引起争议和担忧。为此,从肿瘤细胞活性角度进行严格的检测无疑是科学的需求。

(一) HE 染色原理和主要观察内容

HE 染色是苏木精-伊红染色法(hematoxylin-eosin staining)的简称,是石蜡切片技术里常用的染色法之一。位于细胞核内的脱氧核糖核酸(DNA)的两条链上的磷酸基向外而带负电荷,呈酸性,很容易与带正电荷的苏木精碱性染料以离子键相结合,苏木精在碱性溶液中呈蓝色,所以不仅细胞核被染成蓝色,位于细胞质内的 RNA(核糖核酸)也会被苏木精染成紫蓝色。伊红为酸性染料,主要使细胞质和细胞外基质中的成分着红色。HE 染色法是组织学、胚胎学、病理学教学与科研中最基本、使用最广泛的技术方法,对甲状腺结节的组织病理学检查也不例外。

在 HE 染色法切片上可以观察细胞和组织的形态和结构,具体来说就是细胞的组成、大小、形态、核的形态,胞质是否丰富,嗜碱性还是嗜酸性,核浆比、细胞的异型性等;组织形态可以观察细胞的排列、层次、相互关系,肿瘤大小、分布,与周围组织的关系以及组织结构异型性等。

对于结节性甲状腺肿,可清晰地观察到滤泡的大小及均一程度,滤泡的排列形态,滤泡腔内胶质的含量与密度(受水分多寡的影响),滤泡上皮细胞的形态及其异型性。对于原发性甲状腺癌,可详细观察癌细胞的异型程度及其排列方式,细胞的形态、间质内血管、纤维分布、淋巴细胞浸润及继发变性、钙化等,有时尚可观察到肿瘤包膜浸润情况及血管腔内癌栓等重要信息。

（二）IHC 染色原理和主要观察内容

免疫组化是应用免疫学基本原理-抗原抗体反应,即抗原与抗体特异性结合的原理,通过化学反应使标记抗体的显色剂(荧光素、酶、金属离子、放射性核素)显色来确定组织细胞内抗原(多肽和蛋白质),并对其进行定位、定性及相对定量的研究,称为免疫组织化学技术或免疫细胞化学技术。

镜检前可以通过专业数据库查询抗体的表达部位:细胞间质、细胞膜、细胞质、核膜或细胞核以及在其中的多个部位表达(如 MPO 抗体表达在细胞膜、细胞质、核膜、细胞核上)和表达组织(如 vWF 抗体在血管壁上表达,呈现环形)。显微镜下观察,先在 4 倍镜下查找组织及其范围,然后查看整个组织确定阳性产物的表达部位,将阳性产物表达部位置于视野正中央,换高倍镜细致观察。

阳性细胞所出现的阳性物,无非是位于细胞核、细胞膜抑或细胞质这些部位,应准确定位。根据阳性标记的显色深度确定阳性表达强度:淡黄色,提示为弱阳性;棕黄色,为中等度阳性;棕黑色,示为强阳性。在判断结果时,中等度阳性和强阳性染色才具有诊断意义。而弱阳性染色不具有诊断价值,主要是因为标本的处理方法和处理过程或可造成轻度的假阳性,或者因为病灶中某些细胞仅仅轻度表达了有关抗原,甚或只是摄取了病灶周围组织中的有关抗原而呈现轻度阳性染色。

1. 甲状腺乳头状癌和滤泡癌标志物　常用的 IHC 染色观察指标有 CK19、TG、TTF1、HBME-1、Galectin-3、TPO 以及 Ki67 等。

（1）CK19:作为角蛋白,在诊断甲状腺乳头状癌时有助于与甲状腺良性乳头状增生相鉴别。乳头状癌组织可以弥漫性表达 CK19,且以强阳性多见;而正常甲状腺组织、滤泡性腺瘤、结节性甲状腺肿和乳头状增生组织中仅灶性表达或部分表达 CK19,且多为弱阳性。由于 CK19 在甲状腺良性病变中也可局灶性弱阳性表达,因此,CK19 弱阳性表达不具有特异性,而 CK19 弥漫强阳性则有助于甲状腺乳头状癌的诊断。

（2）TG:即甲状腺球蛋白(thyroid globulin),它具有较高的组织特异性,在区别甲状腺滤泡来源肿瘤及其他转移性肿瘤,或者区别头颈部原发性乳头状肿瘤和甲状腺乳头状癌转移到头颈部时具有鉴别诊断意义。

（3）TTF1:是甲状腺转录因子 1(thyroid transcription factor 1),它表达于甲状腺滤泡上皮、滤泡旁细胞和肺泡上皮细胞核中。甲状腺滤泡上皮及其良恶性肿瘤表达阳性。有研究显示,在甲状腺滤泡癌中阳性表达率为 100%,乳头状癌中为 96%,髓样癌中为 90%。我们推测,可能是因为滤泡癌的分化程度较高,癌细胞与正常甲状腺滤泡上皮非常接近,而少部分乳头状癌的分化程度较低,已经失去了正常滤泡上皮细胞的基本特征。如果髓样癌尚处于早期阶段,结节体积较小,完全为滤泡旁细胞构成,甲状腺滤泡上皮尚未交织进去的话,就会出现 TTF1 阴性表达的情况。但这些假设尚待进一步研究证实。

(4) Galectin-3:是 β 半乳糖结合蛋白家族中的一员,研究显示其在甲状腺肿瘤中明显高表达,为细胞质阳性。可有效地区别良、恶性甲状腺肿瘤,可以作为甲状腺癌的诊断标志物,在鉴别诊断中也具有良好的应用价值。

(5) HBME-1(MC):是人骨髓内皮细胞标记物,在甲状腺乳头状癌中的阳性表达率显著高于甲状腺良性病变,并可能与其特征性的细胞核改变(如毛玻璃样核等)相关。Galectin-3 和 HBME-1 两者同时染色,敏感性可达到99%,特异性为88%。

(6) TPO:是甲状腺过氧化物酶,研究显示 TPO 在良性甲状腺组织中表达无明显降低,而部分恶性甲状腺组织中 TPO 含量较低,呈低表达或阴性表达。表明 TPO 在良、恶性甲状腺组织中的表达存在明显的差异性,亦可用于甲状腺良、恶性病变的鉴别诊断。

(7) Ki67:是一种细胞增殖特异性相关的核抗原,主要用于判断细胞增殖活性。它在所有细胞周期活动期的增殖细胞中表达,但在静止细胞中不表达。临床资料表明 Ki67 增殖指数高低与肿瘤的分化程度、浸润转移以及预后密切相关。

2. 甲状腺髓样癌标志物　常用的 IHC 染色观察指标有 calcitonin(CT)、CEA、Syn、CgA、TTF1 以及 Ki67 等。

(1) 降钙素(calcitonin,CT):主要由甲状腺的滤泡旁细胞(C 细胞)分泌,其他组织包括肺和肠道中也有表达。主要用于甲状腺 C 细胞增生、甲状腺髓样癌(图 2-48)及部分神经内分泌肿瘤的诊断和鉴别诊断。有研究显示,在大约 95% 的髓样癌中 CT 表达呈阳性,大多为胞质弥漫阳性而非胞核阳性。

(2) CEA:癌胚抗原,以往把 CEA 作为胃及结直肠癌的特异性标志物,后来发现不仅胃肠道的恶性肿瘤表达 CEA,在乳腺癌、肺癌、甲状腺髓样癌及其他恶性肿瘤中 CEA 也呈阳性表达。因此,CEA 是一种广谱肿瘤标志物,虽然不能作为诊断某种恶性肿瘤的特异性指标,但在恶性肿瘤的鉴别诊断等方面,仍有重要临床价值。也就是说,如果某甲状腺结节组织中 CEA 呈阴性表达,尽管不能据此认定该结节不是恶性肿瘤,但是 CEA 阳性表达则高度提示该结节很可能是甲状腺髓样癌或其他来源的转移癌。

(3) Syn 和 CgA:即突触素和嗜铬素,均为神经内分泌标志物,甲状腺髓样癌通常也呈阳性表达。

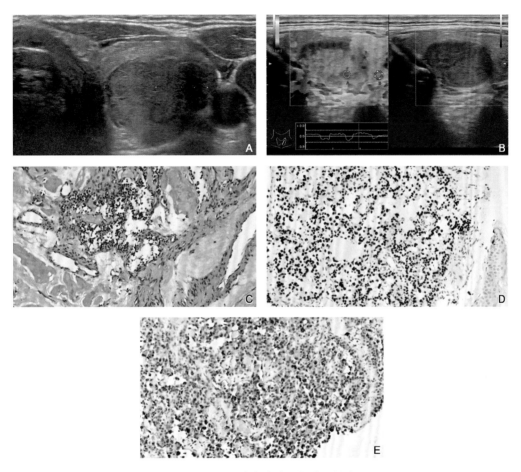

图 2-48 IHC 染色确诊甲状腺髓样癌

A. 甲状腺低回声结节,境界清晰,回声均匀,后方回声轻度增强,超声影像提示小滤泡型腺瘤可能较大;B. 弹性超声显示结节中央区域质地大部分为中等硬度,提示不能除外恶性肿瘤可能;C. CNB所获标本组织学镜检(HE,×200)显示癌细胞呈巢状及乳头状分布,细胞圆形、卵圆形,核大深染,显著异型,间质内见红染均质的淀粉样物质沉积;D. TTF-1 呈细胞核内强阳性表达,提示该肿瘤来源于甲状腺组织(IHC,×200);E. CT 呈细胞质内弥漫强阳性表达,提示该肿瘤来源于甲状腺滤泡旁 C 细胞(IHC,×200)。综合超声影像、HE 染色组织学、TTF-1 和 CT 的 IHC 染色组织学表现,诊断该结节为甲状腺来源的髓样癌。

3. 甲状旁腺肿瘤标志物   常用的 IHC 染色观察指标有 PTH、p27、cyclinD1、TTF1、Ki67 等。

（1）PTH：甲状旁腺激素（parathyroid hormone，PTH），由甲状旁腺主细胞合成与分泌，具有多种功能，其中调节钙与磷的代谢，维持血钙的稳定最为重要。由于 PTH 在甲状旁腺表达的特异性，可用于鉴别甲状腺和甲状旁腺来源的肿瘤（图 2-49、图 2-50），也可用于鉴别是否是甲状旁腺有关的转移性肿瘤。

（2）p27：p27 基因是细胞周期相关基因，参与细胞 G_1 期进入 S 期的负性调控，可防止细胞过度增殖和恶变。p27 蛋白表达下降与许多肿瘤进展和不良预后密切相关。有研究显示，甲状腺（旁腺）良性病变组 p27 蛋白表达明显高于恶性组，提示 p27 蛋白的表达水平降低与甲状腺（旁腺）肿瘤的恶性转化有关。

（3）cyclinD1：细胞周期素即细胞周期蛋白，是细胞周期的调节分子。不同的周期素在细胞周期的不同阶段发生作用。细胞周期蛋白 D1（cyclin D1）在 G_1 期至 S 期发挥调控作用。研究表明 cyclinD1 表达在甲状旁腺腺癌中最高，达 91%，甲状旁腺增生中为 61%，腺瘤为 39%，因此具有良、恶性病变的鉴别诊断价值。

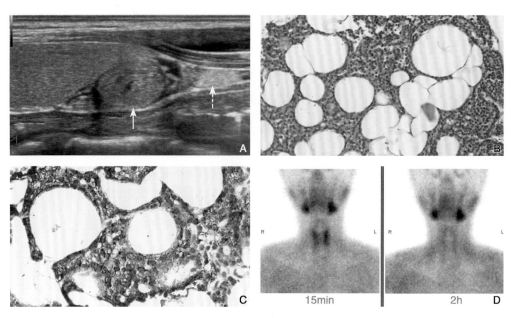

图 2-49   IHC 染色 PTH 阳性表达鉴别甲状腺结节和甲状旁腺结节

对该例患者的甲状旁腺腺瘤，超声影像与 ^{99m}Tc-MIBI 检查均无诊断价值，必须依靠基于 CNB 的 HE 组织学检查和 IHC 特异性标志物检测。A. 甲状腺下极后方椭圆形等回声结节（与甲状腺实质回声近似），境界清晰，周围有低回声晕环，侧边回声失落，后方回声轻度增强，超声影像提示等滤泡型甲状腺腺瘤可能较大（实线箭头指示）。甲状腺下极下方可见半月形强回声结节，符合正常甲状旁腺声像表现（虚线箭头指示）；B. 应患者要求获得确切的病理诊断，行 CNB 组织学检查，镜检见甲状旁腺主细胞增生，呈腺管状排列，核圆、深染，胞浆内脂肪滴减少，但间质内仍含有较丰富的脂肪细胞（HE，×200）；C. 主细胞胞质内 PTH 呈强阳性表达（IHC，×200），证实肿瘤来源于甲状旁腺；D. 追加行 ^{99m}Tc-MIBI 检查，但甲状旁腺区未见核素浓染，不能做出甲状旁腺腺瘤的诊断。

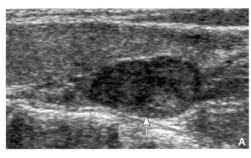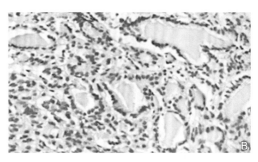

图 2-50　IHC 染色 PTH 阴性表达鉴别甲状腺结节和甲状旁腺结节

A. 甲状腺中下部后方的椭圆形略低回声结节,境界清晰,侧边回声轻度失落,后方回声轻度增强,提示甲状旁腺结节可能性较大(实线箭头指示);B. 按照"甲状旁腺结节"热消融治疗联合穿刺活检方案,消融前即刻 CNB 所获组织镜检时见甲状腺滤泡轻度增生,细胞立方状,无明显异型,PTH 表达呈阴性(IHC,×200),提示甲状腺滤泡性腺瘤可能性较大。

4. 其他 IHC 染色标志物　如 p53、CD34、HSP70、ER、PR、TSHR 等。

(1) p53:p53 蛋白一般是指突变的 *p53* 基因表达的蛋白,它位于细胞核内,在许多甲状腺恶性肿瘤中 p53 蛋白呈阳性表达。可作为鉴别和预后肿瘤判断的一个参考指标。

(2) CD34:血管内皮细胞标志物之一,通常用来显示血管密度,主要用于良、恶性血管源性肿瘤的诊断与鉴别诊断,在一些纤维及肌纤维母细胞肿瘤中也可呈阳性表达,如孤立性纤维性肿瘤,皮肤隆突性纤维肉瘤等。对于甲状腺结节,CD34 可以用来判断结节内血管数量的多寡,用以与 CDFI 或 CEUS 超声影像模态的对照研究(图 2-51,图 2-52),也可用于研判热消融治疗后结节内原有血管成分的变化趋势(图 2-53)。

超声造影(CEUS)的基本任务是显示 CDFI 超声所不能显示的血流信号,主要是微循环血管。微循环一般由微动脉、后微动脉、毛细血管前括约肌、真毛细血管、通血毛细血管、动-静脉吻合支和微静脉 7 个部分组成,微循环的血液可通过与迂回通路、直接通路、动静脉短路三条途径由微动脉流向微静脉。其中迂回通路的血流从微动脉经后微动脉、前毛细血管括约肌、真毛细血管网,最后汇流至微静脉。真毛细血管交织成网,迂回曲折,穿行于细胞之间,血流缓慢,真毛细血管管壁薄,通透性高。此条通路是血液与组织进行氧气、二氧化碳、营养物质、代谢产物交换的主要场所,故又称营养通路。也被认为与肿瘤生长关系密切。真毛细血管是交替开放的。例如安静时骨骼肌中真毛细血管网大约只有 20% 处于开放状态,运动时真毛细血管开放数量增加,提高血液和组织之间的物质交换,为组织提供更多的营养物质。微动脉、后微动脉、毛细血管前括约肌和微静脉的管壁主要含有平滑肌,它们的舒缩活动直接影响到微循环的血流量。因此,超声造影强度不仅与微血管总密度相关,与开放通血的微血管密度相关性更强。

　　CEUS 模式上甲状腺滤泡性腺瘤显示整体高增强,由此可以得知瘤体组织内毛细血管数量丰富,分布弥漫,并且处于开放通血状态的毛细血管数量较多(图 2-51)。IHC 染色组织学镜检发现 CD34 呈强阳性表达,血管总密度较高,管腔清晰可辨,与由 CEUS 表现所推断的微血管状态非常相似。但是需要注意的是,IHC 染色组织 CD34 阳性表达,并不能指示哪些微血管处于开放状态,哪些处于关闭状态。在进行 CEUS 增强程度与组织学 CD34 阳性表达程度对照研究时必须注意这个问题。

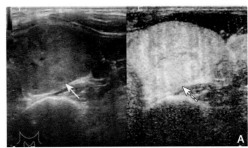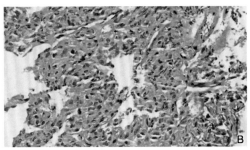
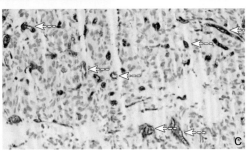

图 2-51　甲状腺滤泡性腺瘤超声造影强度与其组织内微血管密度呈正相关
A. 甲状腺低回声结节,质地均匀(实线箭头指示),CEUS 显示结节呈整体高增强(虚线箭头指示);
B. HE 染色组织学镜检(×200)见甲状腺滤泡上皮增生形成实性片状及条索状排列,细胞立方形至柱状,无明显异型,周围少量包膜未见肿瘤侵犯,符合滤泡性腺瘤改变;C. IHC 染色组织学镜检(×200)见瘤体间质内血管内皮细胞标志物 CD34 呈强阳性表达(棕褐色成分),微血管腔清晰可辨(虚线箭头指示)。

　　图 2-52 所示的甲状腺乳头状癌病例,其峡部癌结节在 CEUS 模式上显示整体无增强,那么是否意味着肿瘤组织内没有微血管呢? 这是个很有趣的问题,因为如果肿瘤内没有微血管,那么它是如何逐渐长大的呢? 如果有微血管那么为何它整体无超声造影剂充填呢? IHC 染色组织 CD34 标记结果显示,微血管是存在的,但是密度较低,稀疏分布。我们推测更主要的原因是这些微血管在超声造影检查时处于关闭状态,造影剂未能进入其内,故未见增强效应。

　　无论是特异性抑或非特异性肿瘤标志物,在热消融治疗后不会马上消失,而是伴

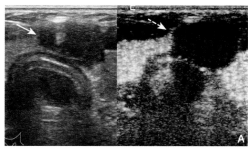
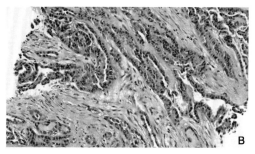
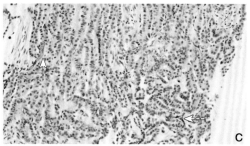

图 2-52　无增强型甲状腺乳头状癌组织内微血管密度

A. 甲状腺峡部低回声结节,质地均匀(实线箭头指示),CEUS 显示结节整体无增强(虚线箭头指示);B. HE 染色组织学镜检(×200)见癌细胞排列成不规则腺样、乳头状及实性条索状结构,细胞柱状,核大,可见核沟和核内包涵体,明显异型;间质纤维组织显著增生;C. IHC 染色组织学镜检(×200)见肿瘤间质内血管内皮细胞标志物 CD34 呈阳性表达(棕褐色成分),微血管腔清晰可辨(虚线箭头指示)。

随消融区细胞结构的崩解而逐渐降解和消散,且消散的速度远滞后于细胞结构的崩解与消散(图 2-53)。

（3）HSP70:是热休克蛋白(heat shock protein,HSP)家族中最重要的一员,被称为主要热休克蛋白,自然状态下 HSP70 位于胞质内,受到热休克刺激时,核内 HSP70 迅速增加,胞质内只有少量存在,细胞处于恢复阶段时,核内的 HSP70 消失,胞质内仍有低水平 HSP70 表达。研究显示,在甲状腺结节消融过渡区 HSP70 的表达消融后强于消融前;消融治疗后 HSP70 的表达存在过渡区强于中央区和边缘区,而中央区与边缘区无明显差异。表明热消融治疗过程中存在甲状腺结节周围过渡区 HSP70 高表达,这可能有助于保护正常腺体组织免受热损伤。

（4）ER 和 PR:即雌激素受体和孕激素受体。研究显示,甲状腺腺癌的 ER 和 PR 含量明显高于良性疾病,两者比较差异有统计学意义。在胎儿型腺瘤与胶性腺瘤的孕激素受体含量差异显著。说明雌、孕激素与甲状腺腺癌发生有关,孕激素可能有阻碍细胞分化的作用。

（5）TSHR:即促甲状腺激素受体,其抗体在功能上可以分为甲状腺刺激性抗体和甲状腺刺激阻断性抗体,可与促甲状腺素受体分子上不同的位点结合,产生不同的生物学效应。甲状腺刺激性抗体,可以引起患者甲状腺功能亢进症和弥漫性甲状

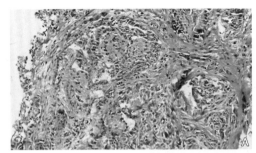
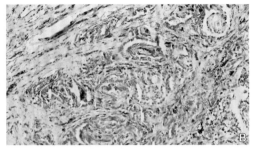
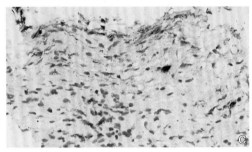

图 2-53　热消融后 CD34 阳性表达强度的衰减

A. 甲状腺乳头状癌热消融前即刻 CNB 活检,HE 染色组织镜检见癌细胞形成不规则腺样结构,细胞柱状,明显异型,呈浸润性生长(×200);B. 甲状腺乳头状癌热消融前即刻 CNB 活检,IHC 染色组织镜检见 CD34 强阳性表达,密度高,分布弥漫,可见微血管管道特征(×200);C. 消融治疗后第 6 个月消融区 CNB 活检评估,IHC 染色组织镜检见 CD34 仍呈阳性表达,但密度已明显降低,染色强度下降,且不见微血管的管状结构(×200)。

腺肿的发生。而甲状腺刺激阻断性抗体,可以导致自身免疫性甲状腺功能减退症。测定甲状腺组织中的促甲状腺素受体抗体,有助于了解弥漫性毒性甲状腺肿的发病机制。

(三) EHC 染色原理和主要观察内容

　　酶组织化学染色(EHC)是利用组织细胞内酶具有催化某种反应的特性来检测酶活性。一般是利用冻结或固定的切片,在一定的条件下(具有酶的底物等)全酶进行催化作用,产生一种可见产物,沉淀在酶所在的部位,最终通过显微镜对酶的活性进行定位或定量研究。

　　EHC 以 HE 切片作为对照,着重观察组织中各种细胞类型,阳性着色定位,染色深浅,判断组织及细胞中阳性产物的存在与否？量的多少？借以了解细胞和组织的代谢和功能情况。

　　随着超声引导下热消融治疗甲状腺乳头状癌及其淋巴结转移癌的临床实践兴起,对恶性肿瘤消融区灭活程度的研判是十分重要和非常必要的。尤其是在消融治疗后短期内消融区的超声影像尚无明显缓解,HE 染色观察见细胞结构尚存,难免会招致对甲状腺乳头状癌热消融治疗安全性和有效性的争议与担忧。

细胞维持生命活动(亦即活性)离不开呼吸代谢。呼吸代谢的本质就是由递氢体和递电子体不停地进行氢与氧合成水并生成能量 ATP 的过程,琥珀酸脱氢酶(succinate dehydrogenase,SDH)和还原型烟酰胺腺嘌呤二核苷酸磷酸黄递酶(nicotinamide adenine dinucletide phosphate diaphorase,NADPH-d)是重要的递氢体和递电子体,如果 SDH、NADPH-d 活性丧失将会直接扼杀呼吸链,宣告细胞死亡。SDH 和 NADPH-d 特点是一旦细胞受到致死性损伤,它们的活性便迅速降低甚至丧失,因此检测 SDH 和 NADPH-d 酶的活性状态可以迅速、敏感地反映细胞的活性状态,是评价细胞活性状态的公认手段。

为准确了解甲状腺结节热消融治疗后细胞活性的变化规律,笔者曾以 SDH 和 NADPH-d 为双重观察指标,采取热消融治疗即刻前后自身对照,并与常规病理切片 HE 染色观察到的细胞形态及组织结构对比,发现消融后即刻消融区细胞与组织内的 SDH 和 NADPH-d 活性已经消失,而此时 HE 染色显示细胞核形态及细胞结构并无明显改变。显示出冷冻切片 SDH 和 NADPH-d 酶组织化学染色可作为评价甲状腺结节消融即刻灭活效应快速有效的方法。

为进一步了解消融区坏死组织是否会发生肿瘤细胞"死灰复燃",笔者又继续对消融后 6 个月的甲状腺消融区进行穿刺取材,再次进行 SDH 及 NADPH-d 酶组织化学染色并与 HE 染色组织结构观察对照,结果显示消融区中央域 SDH 及 NADPH-d 酶组织化学染色情况一致性好,阴性率均为 95.83%。消融区边缘域 SDH 及 NADPH-d 酶组织化学染色情况一致性好,阴性率均为 91.67%。23 个中央域及 22 个边缘域的 HE 染色切片均显示为红染无结构的大片坏死组织;1 个中央域、2 个边缘域 HE 染色切片显示部分为坏死结构、部分为纤维组织增生,纤维组织增生处与酶组织化学染色阳性区域位置一致。结论认为消融术后 6 个月甲状腺结节消融区组织符合凝固性坏死改变,仍处于失活状态,酶组织化学染色结合 HE 染色能够对陈旧消融区做出较为客观的评价。

甲状腺结节粗针穿刺组织学检查不仅是重要的术前诊断手段,也是综合评估甲状腺结节热消融效果的必要措施。对热消融后即刻和热消融后 6 个月的消融区组织同时进行 HE 染色、IHC 染色和 EHC 染色组织病理对照研究,发现包括乳头状癌在内的甲状腺结节热消融后即刻消融区组织和细胞依旧保持与消融前高度相似的形态与结构,特异性标志物亦无缺失,但是细胞活性彻底丧失。随着时间推移,消融区组织与细胞结构逐渐崩解,变为无结构的坏死物,特异性标志物有减少趋势,但是多数仍旧存留较长时间,而消融区内依旧保持无活性状态。初步揭示了细胞活性丧失出现最早,细胞结构崩解次之,降解的细胞物质依旧存在是甲状腺结节热消融治疗后的规律性变化。同时也表明消融治疗后短期内评价疗效必须使用 EHC 染色方法检测 SDH 和 NADPH-d 活性,而不可采信 HE 染色的形态与结构观察结果。6 个月之内对超声影像上依然存在的消融区应避免实施外科手术切除、补充治疗的错误举措。

(章建全　闫磊　郑建明　陈红琼　程杰)

参考文献

[1] YIP L, WHARRY L I, ARMSTRONG M J, et al. A clinical algorithm for fine-needle aspiration molecular testing effectively guides the appropriate extent of initial thyroidectomy[J]. Ann Surg, 2014, 260(1): 163-168.

[2] GHARIB H, PAPINI E, GARBER J R, et al. American Association of Clinical Endocrinologists, American College of Endocrinology, and Associazione Medici Endocrinologi Medical Guidelines for clinical practice for the diagnosis and management of thyroid nodules-2016 update[J]. Endocr Pract, 2016, 22(5): 622-639.

[3] 章建全. 经皮热消融治疗在甲状腺乳头状癌及其区域淋巴结转移中的应用前景[J]. 中华医学超声杂志(电子版), 2014, 11(8): 1-4.

[4] CHENG K L, LIN W C. RE: 2017 Thyroid Radiofrequency Ablation Guideline: The Korean Society of Thyroid Radiology[J]. Korean J Radiol, 2018, 19(6): 1196-1197.

[5] 章建全, 闫磊, 陈红琼. 合并咽食管憩室的甲状腺结节微波消融治疗1例[J]. 中国介入影像与治疗学, 2018, 15(7): 450.

[6] 章建全, 陈红琼, 闫磊, 等. 咽食管憩室对甲状腺结节热消融治疗的威胁及其口服超声造影快速诊断[J]. 中华超声影像学杂志, 2019, 28(2): 128-132.

[7] 章建全, 陈红琼, 程杰, 等. 甲状腺结节热消融治疗的潜在威胁: 气管憩室1例[J]. 中华超声影像学杂志, 2019, 28(1): 85-86.

[8] ZHANG J, YAN L, DIAO Z, et al. Potential Threat of Tracheal Diverticulum to Thermal Ablation Treatment of Thyroid Nodule[J]. Advanced Ultrasound in Diagnosis and Therapy, 2019, 3(1): 6-11.

[9] 闫磊, 章建全, 盛建国, 等. 甲状腺发育异常超声表现及漏误诊分析[J]. 中华医学超声杂志(电子版), 2016, 13(3): 224-230.

[10] 闫磊, 章建全, 曹昆昆, 等. 复合型甲状腺发育异常超声表现1例[J]. 中国医学影像技术, 2018, 34(3): 480-481.

[11] DEGIRMENCI B, HAKTANIR A, ALBAYRAK R, et al. Sonographically guided fine-needle biopsy of thyroid nodules: the effects of nodule characteristics, sampling tech-

nique,and needle size on the adequacy of cytological material[J]. Clin Radiol, 2007,62(8):798-803.

[12] BURTON B K. Patient counseling,ethical and legal issues. Interventional ultrasound in obstertrics,gynaecology and the breast/edited by Joaquin Santolaya-Forgas with Didier Lemery[M]. Oxford:Blackwell Science Ltd.,1998.

[13] KIM M J,KIM E K,PARK S I,et al. US-guided fine-needle aspiration of thyroid nodules:indications, techniques, results [J]. Radiographics, 2008, 28 (7): 1869-1886.

[14] TUCKETT A Z,ZAKRZEWSKI J L,LI D,et al. Free-hand ultrasound guidance permits safe and efficient minimally invasive intrathymic injections in both young and aged mice. Ultrasound Med Biol,2015,41(4):1105-1111.

[15] 章建全,马娜,徐斌,等.超声引导监测下经皮射频消融甲状腺腺瘤的方法学研究[J].中华超声影像学杂志,2010,19(10):861-865.

[16] 吴在德,吴肇汉.外科学[M].6版.北京:人民卫生出版社,2007.

[17] ZHOU J Q,ZHANG J W,ZHAN W W,et al. Comparison of fine-needle aspiration and fine-needle capillary sampling of thyroid nodules:a prospective study with emphasis on the influence of nodule size[J]. Cancer Cytopathol, 2014, 122(4): 266-273.

[18] RIZVI S A,HUSAIN M,KHAN S,et al. A comparative study of fine needle aspiration cytology versus non-aspiration technique in thyroid lesions[J]. Surgeon,2005,3(4): 273-276.

[19] WANG D,FU H J,XU H X,et al. Comparison of fine needle aspiration and non-aspiration cytology for diagnosis of thyroid nodules:a prospective,randomized,and controlled trial[J]. Clin Hemorheol Microcirc,2017,66(1):67-81.

[20] REDMAN R,ZALAZNICK H,MAZZAFERRI E L,et al. The impact of assessing specimen adequacy and number of needle passes for fine-needle aspiration biopsy of thyroid nodules[J]. Thyroid,2006,16(1):55-60.

[21] OERTEL Y C. Fine-needle aspiration of the thyroid:technique and terminology[J]. Endocrinol Metab Clin North Am,2007,36(3):737-751,vi-vii.

[22] 章建全,盛建国,刁宗平,等.液体隔离法在颈部结节性病变经皮热消融治疗中的应用[J].第二军医大学学报,2014,35(10):1045-1052.

[23] 何燕,王璇,程凯,等.薄层液基细胞保存液内细胞制作成细胞蜡块的应用体会

[J].诊断病理学杂志,2018,25(3):226.

[24] 胡向荣,李金花,杨文君.细胞蜡块和细胞学对甲状腺乳头状癌的诊断价值[J].中国慢性病预防与控制,2016,24(5):367-368.

[25] 王玻玮,马方婧,刘铭,等.甲状腺乳头状癌中针吸穿刺细胞学的诊断及漏诊原因分析[J].新疆医科大学学报,2017,40(3):317-322.

[26] 戴维德,陈秀华,马娜,等.超声引导细针抽吸细胞蜡块免疫组织化学检查对甲状腺癌的诊断价值[J].中国临床保健杂志,2017,20(3):225-227.

[27] 程凯,李颖,何燕,等.新型超声组织处理仪及环保试剂在甲状腺穿刺液基细胞蜡块中的应用[J].诊断病理学杂志,2018,25(5):384-385.

[28] 章建全,盛建国,赵璐璐,等.超声引导下正常甲状旁腺细针穿刺物甲状旁腺激素含量测定及细胞学验证[J].第二军医大学学报,2013,34(4):357-361.

[29] 贺亚萍,徐辉雄.超声引导细针穿刺抽吸活组织检查联合分子标志物诊断甲状腺肿瘤的进展[J].中华医学超声杂志(电子版),2015,12(10):753-756.

[30] NIKIFOROV Y E. Role of molecular markers in thyroid nodule management:then and now[J]. Endocr Pract,2017,23(8):979-988.

[31] REHFELD C,MÜNZ S,KROGDAHL A,et al. Impact of different methodologies on the detection of point mutations in routine air-dried fine needle aspiration (FNA) smears[J]. Horm Metab Res,2013,45(7):513-517.

[32] NIKIFOROV Y E,YIP L,NIKIFOROVA M N. New strategies in diagnosing cancer in thyroid nodules:impact of molecular markers[J]. Clin Cancer Res,2013,19(9):2283-2288.

[33] JINIH M,FOLEY N,OSHO O,et al. BRAFV600E mutation as a predictor of thyroid malignancy in indeterminate nodules:A systematic review and meta-analysis[J]. Eur J Surg Oncol,2017,43(7):1219-1227.

[34] YE W,HANNIGAN B,ZALLES S,et al. Centrifuged supernatants from FNA provide a liquid biopsy option for clinical next-generation sequencing of thyroid nodules[J]. Cancer Cytopathol,2019,127(3):146-160.

[35] JIA Y,YU Y,LI X,et al. Diagnostic value of B-RAF(V600E) in difficult-to-diagnose thyroid nodules using fine-needle aspiration:systematic review and meta-analysis[J]. Diagn Cytopathol,2014,42(1):94-101.

[36] TRIMBOLI P,GUIDOBALDI L,BONGIOVANNI M,et al. Use of fine-needle aspirate calcitonin to detect medullary thyroid carcinoma:a systematic review[J]. Diagn Cyto-

pathol,2016,44(1):45-51.

[37] WELLS S A Jr,ASA S L,DRALLE H,et al. Revised American Thyroid Association guidelines for the management of medullary thyroid carcinoma[J]. Thyroid,2015,25 (6):567-610.

[38] CHEN J,LI X L,ZHAO C K,et al. Conventional ultrasound,immunohistochemical factors and BRAFV600E mutation in predicting central cervical lymph node metastasis of papillary thyroid carcinoma [J]. Ultrasound Med Biol, 2018, 44 (11): 2296-2306.

[39] ZHAO C K,ZHENG J Y,SUN L P,et al. BRAFV600E mutation analysis in fine-needle aspiration cytology specimens for diagnosis of thyroid nodules:The influence of false-positive and false-negative results[J]. Cancer Med,2019,8(12):5577-5589.

[40] JIANG D,ZANG Y,JIANG D,et al. Value of rapid on-site evaluation for ultrasound-guided thyroid fine needle aspiration[J]. J Int Med Res,2019,47(2):626-634.

[41] WITT B L,SCHMIDT R L. Rapid onsite evaluation improves the adequacy of fine-needle aspiration for thyroid lesions:a systematic review and meta-analysis[J]. Thyroid,2013,23(4):428-435.

[42] YASSA L,CIBAS E S,BENSON C B,et al. Long-term assessment of a multidisciplinary approach to thyroid nodule diagnostic evaluation[J]. Cancer, 2007,111(6): 508-516.

[43] American Thyroid Association (ATA) Guidelines Taskforce on Thyroid Nodules and Differentiated Thyroid Cancer,COOPER D S,DOHERTY G M,et al. Revised American Thyroid Association management guidelines for patients with thyroid nodules and differentiated thyroid cancer[J]. Thyroid,2009,19(11):1167-1214.

[44] DA CUNHA SANTOS G,KO H M,SAIEG M A,et al. "The petals and thorns" of ROSE (rapid on-site evaluation)[J]. Cancer Cytopathol,2013,121(1):4-8.

[45] 周丹,詹维伟,董屹婕,等.涂片裸眼评估对超声引导下甲状腺结节细针穿刺诊断的影响[J].中华超声影像学杂志,2018,27(6):491-495.

[46] 章建全.一种集约式病理检查标本储运盒:201720877179.8[P].2018-03-20.

[47] 周伟,周丹,詹维伟.超声引导下甲状腺结节细针穿刺抽吸活检术后出血发生的原因分析[J].外科理论与实践,2018,21(2):146-149.

[48] HA E J,BAEK J H,LEE J H,et al. Complications following US-guided core-needle biopsy for thyroid lesions:a retrospective study of 6,169 consecutive patients with

6,687 thyroid nodules[J]. Eur Radiol,2017,27(3):1186-1194.

[49] 章建全,闫磊,曹昆昆,等.彩色多普勒超声诊断甲状腺腺瘤内动脉瘤 2 例[J]. 中华超声影像学杂志,2017,26(12):1097-1098.

[50] HARVEY J N,PARKER D,DE P,et al. Sonographically guided core biopsy in the assessment of thyroid nodules[J]. J Clin Ultrasound,2005,33(2):57-62.

[51] SHAH K S,ETHUNANDAN M. Tumour seeding after fine-needle aspiration and core biopsy of the head and neck-a systematic review[J]. Br J Oral Maxillofac Surg, 2016,54(3):260-265.

[52] BALOCH Z W,LIVOLSI V A,ASA S L,et al. Diagnostic terminology and morphologic criteria for cytologic diagnosis of thyroid lesions:a synopsis of the National Cancer Institute Thyroid Fine-Needle Aspiration State of the Science Conference[J]. Diagn Cytopathol,2008,36(6):425-437.

[53] NARDI F,BASOLO F,CRESCENZI A,et al. Italian consensus for the classification and reporting of thyroid cytology[J]. J Endocrinol Invest,2014,37(6):593-599.

[54] MOON J H,KIM Y I,LIM J A,et al. Thyroglobulin in washout fluid from lymph node fine-needle aspiration biopsy in papillary thyroid cancer:large-scale validation of the cutoff value to determine malignancy and evaluation of discrepant results[J]. J Clin Endocrinol Metab,2013,98(3):1061-1068.

[55] UPADHYAYA P,DHAKAL S,ADHIKARI P,et al. Histopathological review of diagnostic categories of the bethesda system for reporting thyroid cytopathology-an institutional experience of 5 years[J]. J Cytol,2019,36(1):48-52.

[56] CIBAS E S,ALI S Z,NCI Thyroid FNA State of the Science Conference. The bethesda system for reporting thyroid cytopathology[J]. Am J Clin Pathol,2009,132(5): 658-665.

[57] SATOH S,YAMASHITA H,KAKUDO K. Thyroid cytology:The Japanese System and Experience at Yamashita Thyroid Hospital[J]. J Pathol Transl Med,2017,51(6): 548-554.

[58] RENSHAW A A,GOULD E W. Incidence and significance of true papillae in thyroid fine needle aspiration[J]. Diagn Cytopathol,2017,45(8):689-692.

[59] CHOI Y J,BAEK J H,SUH C H,et al. Core-needle biopsy versus repeat fine-needle aspiration for thyroid nodules initially read as atypia/follicular lesion of undetermined significance[J]. Head Neck,2017,39(2):361-369.

［60］ FELDKAMP J,FÜHRER D,LUSTER M,et al. Fine needle aspiration in the investi-gation of thyroid nodules［J］. Dtsch Arztebl Int,2016,113(20):353-359.

［61］ 闫磊,章建全,曹昆昆,等.微波消融改善甲状腺结节粗针穿刺活检的过程与结果［J］.第二军医大学学报,2017,38(10):1250-1255.

［62］ 章建全,闫磊,陈红琼,等.甲状腺结节微波消融术后组织病理的动态变化及其临床意义［J］.第二军医大学学报,2019,40(11):1190-1196.

［63］ 王淑荣,章建全,徐庆玲,等.甲状腺结节性病变经皮热消融治疗的近期疗效评价［J］.第二军医大学学报,2011,32(12):1316-1320.

［64］ 陈杰,李甘地.病理学［M］.2版.北京:人民卫生出版社,2015.

［65］ 范卫军,叶欣.肿瘤微波消融治疗学［M］.北京:人民卫生出版社,2012.

［66］ ITO Y,TOMODA C,URUNO T,et al. Needle tract implantation of papillary thyroid carcinoma after fine-needle aspiration biopsy［J］. World J Surg,2005,29(12):1544-1549.

［67］ POLYZOS S A,ANASTASILAKIS A D. A systematic review of cases reporting needle tract seeding following thyroid fine needle biopsy［J］. World J Surg,2010,34(4):844-851.

［68］ 章建全,刁宗平,卢峰,等.离体猪肝微波消融灶的弹性变化及其病理意义［J］.中华超声影像学杂志,2011,20(1):76-79.

［69］ 章建全,刁宗平,卢峰,等.离体猪肝微波消融区的弹性梯度与温度梯度研究［J］.中华超声影像学杂志,2012,21(9):799-802.

［70］ 王书奎.精准检测之肿瘤标志物研究进展［J］.标记免疫分析与临床,2016,23(10):1113-1118.

［71］ NAGPAL M,SINGH S,SINGH P,et al. Tumor markers:A diagnostic tool［J］. Natl J Maxillofac Surg,2016,7(1):17-20.

［72］ 张学良,王华.甲状腺癌肿瘤标志物及相关基因研究进展［J］.交通医学,2008,22(2):132-136.

［73］ YAN F,WU X,CRAWFORD M,et al. The search for an optimal DNA,RNA and pro-tein detection by in situ hybridization, immunohistochemistry, and solution-based methods［J］. Methods,2010,52(4):281-286.

［74］ 何洪敏,张丽,张亚,等.介绍一种制作细胞块的专用离心管［J］.中华病理学杂志,2013,42(12):833-834.

［75］ TRIMBOLI P,CRESCENZI A. Thyroid core needle biopsy:taking stock of the situation[J]. Endocrine,2015,48(3):779-785.

[76] JUNG C K,BAEK J H. Recent Advances in Core Needle Biopsy for Thyroid Nodules [J]. Endocrinol Metab(Seoul),2017,32(4):407-412.

[77] SONG S,KIM H,AHN S H. Role of Immunohistochemistry in Fine Needle Aspiration and Core Needle Biopsy of Thyroid Nodules[J]. Clin Exp Otorhinolaryngol,2019,12 (2):224-230.

[78] 徐斌,张梅香,章建全.超声引导下甲状腺良性结节经皮热消融的临床研究[J]. 第二军医大学学报,2011,32(11):1189-1192.

[79] 董文武,张浩,张平,等.甲状腺乳头状癌射频消融治疗后再手术5例临床分析 [J].中国实用外科杂志,2015,35(6):653-655.

[80] 马奔,王宇,嵇庆海,等.原发性甲状腺癌热消融治疗后再手术2例分析[J].中 国实用外科杂志,2016,36,(8):875-879.

[81] 何建芳,韩安家,吴秋良.实用免疫组化病理诊断[M].北京:科学出版社,2018.

[82] 纪小龙,张雷.诊断免疫组织化学[M].3版.北京:人民军医出版社,2011.

[83] ARCOLIA V,JOURNE F,RENAUD F,et al. Combination of galectin-3,CK19 and HBME-1 immunostaining improves the diagnosis of thyroid cancer[J]. Oncol Lett, 2017,14(4):4183-4189.

[84] 王晓红,刘雨飞,鲍宇浓,等.甲状腺乳头状癌RET、CK19、TG、Ki-67的表达[J]. 临床与实验病理学杂志,2006,22(6):692-695.

[85] NOROOZINIA F,GHEIBI A,ILKHANIZADEH B,et al. CK19 is a useful marker in distinguishing follicular variant of papillary thyroid carcinoma from benign thyroid le- sions with follicular growth pattern[J]. Acta Endocrinol (Buchar),2016,12(4): 387-391.

[86] SHIELD P W,CROUCH S J,PAPADIMOS D J,et al. Identification of metastatic pa- pillary thyroid carcinoma in FNA specimens using thyroid peroxidase immunohisto- chemistry[J]. Cytopathology,2018,29(3):227-232.

[87] 刘娜香,唐丽娜,沈友洪,等.超声引导下细针抽吸活检联合洗脱液测定甲状腺 球蛋白诊断甲状腺乳头状癌侧颈区淋巴结转移[J].中国介入影像与治疗学, 2019,16(9):527-530.

[88] 陈杰.病理诊断免疫组化手册[M].北京:中国协和医科大学出版社,2014.

[89] CHO H,KIM J Y,OH Y L. Diagnostic value of HBME-1,CK19,Galectin 3,and CD56 in the subtypes of follicular variant of papillary thyroid carcinoma[J]. Pathol

Int,2018,68(11):605-613.

[90] BARTOLAZZI A,SCIACCHITANO S,D'ALESSANDRIA C. Galectin-3:The Impact on the Clinical Management of Patients with Thyroid Nodules and Future Perspectives [J]. Int J Mol Sci,2018,19(2):pii E445.

[91] SUMANA B S,SHASHIDHAR S,SHIVARUDRAPPA A S. Galectin-3 immunohisto-chemical expression in thyroid neoplasms[J]. J Clin Diagn Res,2015,9(11):EC07-11.

[92] VOLANTE M,BOZZALLA-CASSIONE F,DEPOMPA R,et al. Galectin-3 and HBME-1 expression in oncocytic cell tumors of the thyroid[J]. Virchows Arch,2004,445(2):183-188.

[93] 解丽梅.CK19,Galecin-3和TPO表达在甲状腺良恶性肿瘤病理诊断中的价值 [J].中国医药指南,2012,10(23):428-429.

[94] 易韦,文安智.CK19、TPO在甲状腺乳头状癌与乳头状增生鉴别诊断中的作用 [J].中国实用外科杂志,2008,28(7):577.

[95] 邓敏,叶顾萍,马建中,等.甲状腺乳头状癌中CK19、Galectin-3、HBME-1和TPO 的表达及意义[J].临床与实验病理学杂志,2011,27(8):843-846.

[96] 陈伟军,周淑平,和志晖.CK19与TPO蛋白表达对甲状腺肿瘤病理诊断价值 [J].中国医学工程,2014,22(9):19-20.

[97] 李天一,吴钢,蔡端.四项免疫组化标志物在诊断甲状腺乳头状癌中的临床意义 [J].上海医药,2014,10:24-27.

[98] ZHOU Y,JIANG H G,LU N,et al. Expression of ki67 in papillary thyroid microcar-cinoma and its clinical significance[J]. Asian Pac J Cancer Prev,2015,16(4):1605-1608.

[99] 王翠芳,孙洁,滕猛,等.RET、HBME-1和Ki67在甲状腺良、恶性肿瘤中的表达 [J].实用肿瘤学杂志,2007,21(5):427-429.

[100] TANG J,GUI C,QIU S,et al. The clinicopathological significance of Ki67 in papil-lary thyroid carcinoma:a suitable indicator[J]. World J Surg Oncol,2018,16 (1):100.

[101] 王利,刘文玉,周桂芝.癌胚抗原在诊断肠癌及其他肿瘤中的应用[J].白求恩 军医学院学报,2007,5(2):115-116.

[102] 邓艳华,刘建民.甲状旁腺良恶性肿瘤的鉴别[J].诊断学理论与实践,2010,09 (6):622-624.

［103］孔晶,王鸥,聂敏.多发性内分泌腺瘤病 1 型相关的甲状旁腺肿瘤 p27,KiP1 及 β-连环蛋白的表达[J].中华内科杂志,2016,55(11):859-862.

［104］张航,刁宗平,章建全.2 型多发性内分泌瘤 2 例超声诊断[J].第二军医大学学报,2019,40(8):934-937.

［105］ÁRVAI K,NAGY K,BARTI-JUHÁSZ H,et al. Molecular profiling of parathyroid hyperplasia,adenoma and carcinoma[J]. Pathol Oncol Res,2012,18(3):607-614.

［106］TAN A,ETIT D,BAYOL U,et al. Comparison of proliferating cell nuclear antigen, thyroid transcription factor-1,Ki-67,p63,p53 and high-molecular weight cytokeratin expressions in papillary thyroid carcinoma,follicular carcinoma,and follicular adenoma[J]. Ann Diagn Pathol,2011,15(2):108-116.

［107］RADU T G,CIUREA M E,MOGOANTĂ S Ş,et al. Papillary thyroid cancer stroma-histological and immunohistochemical study[J]. Rom J Morphol Embryol,2016,57(2 Suppl):801-809.

［108］闫磊,章建全,潘倩,等.热消融对甲状腺良性结节组织内 HSP70 表达的影响[J].第二军医大学学报,2014,35(11):1215-1219.

［109］田萌子,毕研青,赵晓华.ER、PR 和 C-erbB-2 在甲状腺癌中的表达及意义[J].中国医学创新,2011,08(24):9-11.

［110］XIA N,YE X,HU X,et al. Simultaneous induction of Graves' hyperthyroidism and Graves' ophthalmopathy by TSHR genetic immunization in BALB/c mice[J]. PLoS One,2017,12(3):e0174260.

［111］FANG Y,SUN F,ZHANG R J,et al. Mutation screening of the TSHR gene in 220 Chinese patients with congenital hypothyroidism[J]. Clin Chim Acta,2019,497:147-152.

［112］ONO T,TUAN R S. Double staining of immunoblot using enzyme histochemistry and India ink[J]. Anal Biochem,1990,187(2):324-327.

［113］吴震中,章建全.经皮穿刺微波热消融治疗甲状腺乳头状癌的疗效及随访研究[M].上海:第二军医大学,2018.

［114］LUO W,ZHOU X,YU M,et al. Ablation of high-intensity focused ultrasound assisted with SonoVue on Rabbit VX2 liver tumors:sequential findings with histopathology,immunohistochemistry,and enzyme histochemistry[J]. Ann Surg Oncol,2009,16(8):2359-2368.

［115］章建全,闫磊,陈红琼,等.微波消融致甲状腺结节细胞活性的快速变化分析

[J].中华医学杂志,2018,98(43):3524-3527.

[116] 闫磊,章建全,陈红琼,等.甲状腺结节微波消融治疗后6个月消融区细胞活性的酶组织化学检测[J].第二军医大学学报,2019,40(1):20-24.

中英文名词对照索引